Die Natur hilft

bei Rheuma- und Gichtbeschwerden

Joachim Bonatz

März 2017

Gliederung

1.
Vorbemerkungen (Definition, Ursachen, Quellenverzeichnis)

2.
Kräuter und deren Wirkung sowie Einsatzmöglichkeiten

3.
Teemischungen

4.
Sonstiges gegen Rheuma und Gicht

5.
Rheuma-, Gichtschübe werden gefördert durch ...

6.
Nachwort

1. Vorbemerkungen

Rheuma umfasst eine Vielzahl von Erkrankungen

Die häufigsten sind:
Arthrose (Verschleiß der Gelenke, meist große Gelenke, z.B. Knie, Belastungsschmerz, Anlaufschmerz).
Ursachen sind in etlichen Fällen auch Übergewicht oder Fehlstellung von Hüfte, Schultern usw. sowie berufs- und/oder altersbedingter Verschleiß. Auch alte Verletzungen von Sehnen, Bändern, falsch zusammengeheilte Knochen können hierfür ursächlich sein; der Knorpel nützt sich ab und ist Ursache der Schmerzen. Osteoporose gehört ebenfalls in diese Gruppe der „nicht entzündlichen rheumatischen Beschwerden";

Arthritis (Entzündung, oft kleine Gelenke, z.B. Finger, Morgensteifigkeit), chronische Polyarthritis, Morbus Bechterew, rheumatisches Fieber gehören in die Gruppe der „entzündungsbedingten rheumatischen Erkrankungen". Bei einem großen Teil der Erkrankungsformen ist das eigene Immunsystem dafür verantwortlich. Der Körper richtet sich gegen sich selbst. Es ist ein Autoimmundefekt. Seine Ursachen sind erneut sehr vielfältig. Zellen an verschiedensten Stellen des Körpers werden zerstört.

Eine weitere Gruppe ist das **Weichteilrheuma**. Hier sind keine Gelenke und Knochen betroffen sondern Muskeln, Muskelhäute, Sehnen, Sehnenscheiden, Bindegewebe, Nervengewebe und Schleimbeutel.

Als vierte Gruppe sind **rheumatische Beschwerden** zu bezeichnen, die als Begleiterscheinungen zu völlig anderen Erkrankungen auftreten, wie z.B. Gicht, Morbus Crohn.

Mit der Veranschaulichung der Vielfalt der rheumatischen Erkrankungen wird deutlich, dass auch die „Kräuter", die sich als wirksam erwiesen haben, breit gefächert sind.

Die nachstehende Aufstellung der Heilwirkungen ersetzt nicht die Arztkonsultation. Aber die Anwendungen können wirksam vorbeugen, die Heilung begleiten oder auch helfen, wenn alle ärztliche Kunst erfolglos war.

Hippokrates: „Dein Essen soll Deine Medizin sein!"

Ursachen finden und abstellen

Grundsätzlich immer nötig – innere Entgiftung! Rheuma ist eines der Zeichen der Vergiftung des Körpers

Verschiedene Möglichkeiten der Entgiftung neben der Umstellung der Ernährung:

1. morgens ein Esslöffel Olivenöl – stärkt Galle;
2. täglich einen frischen Apfel essen – entgiftet,
3. Knoblauch ist stärkstes Mittel der Entgiftung,
4. Zu wenig trinken, führt auch zur Vergiftung des Körpers, daher viel Wasser trinken!,
5. Trennkost hilft bei gestörtem Stoffwechsel (Haysche Trennkost),

6. Fasten bei Gelenk- und Muskelrheuma. Während des Fastens wird Fett verbraucht, Harnsäure und deren Ablagerungen in den Gelenken und Muskeln wird ausgeschieden, Leber und Nieren werden entgiftet, Magengeschwüre und Stoffwechselstörungen können ausheilen (2-2,5 Wochen fasten).

Man riecht während des Fastens wegen der Ausscheidung der Gifte unangenehm.
1. Fastentag beginnt mit Einlauf, mittags und abends gibt es Gemüsesaft oder –brühe oder Obstsaft, morgens Tee mit 1 Teelöffel Honig, stilles Mineralwasser in unbegrenzter Menge, Spazierengehen, Wandern, Gartenarbeit, Schwimmen, Radfahren, wichtig Mittagsruhe und Leibwärme. Die ersten drei Fastentage sind unangenehm.

Nach dem Fasten mit Apfel, Joghurt, Hühnersuppe beginnen, am zweiten Tag geht mehr. Auch wenn es Rheuma nicht beseitigt, tritt Entgiftung ein.
Wichtig: Kein Fasten bei TBC, Krebs, Psychosen, Neurosen und altersbedingter Abmagerung.

6. Entgiftung durch Wasser
In kalte feuchte Tücher wickeln – etwa 16 Grad kalt, (1 l Schweiß enthält 40 g Toxine).
2 l Wasser müssen mindestens täglich getrunken werden.

7. Moorbäder ziehen Gifte aus dem Körper,
8. Entgiftung durch Kräuter,
9. Mäßige Bewegung ist unerlässlich bei rheumatischen Beschwerden,

10. Weitere Ursachen neben „Vergiftungen" durch Fehlernährung für rheumatische Erkrankungen können sein:

10.1. seelische Erkrankungen,
10.2. Schwermetalle im Körper wie z.B. Amalgamfüllungen der Zähne,
10.3. Länger andauernde Erkrankungen der Zähne wie Parodontitis,
10.4. längerfristige Pilzleiden,
10.5. chronische Entzündungen im Körper, wie chronische Mandelentzündung,
10.6. Parasiten im Körper, besonders in der Darmflora,
10.7. Minderfunktion von Nieren, Galle und Leber,
10.8. Übergewicht und Darmprobleme,

11. Früher waren in den Augen der Ärzte Zugerscheinungen und Kälte die alleinige Ursache
für Rheuma und Gicht.

Wenn es auch es nur eine der möglichen Ursachen für Rheuma und Gicht ist, sollte diese sowohl bei den Wohn- als auch Arbeitsbedingungen abgestellt werden.

Quellen:

1. Naturdoktor, Naumann&Göbel,

2. Heilpflanzen und ihre Drogen, Mosaikverlag,

3. Kräuterenzyklopädie, Dumont,

4. Natürliche Heilmethoden, ecco,

5. Hausapotheke, Bechermünz,

6. Natürlich gesund mit Hausmitteln und Wellness, Lingen,

7. Wildfrüchte, Verlag die Frau,

8. Das praktische Buch der Heilpflanzen, BLV,

9. Heiltees, die wirklich helfen, Weltbild,

10. Feine Heilschnäpse und Liköre, area,

11. Heilpflanzen gestern und heute, Urania-Verlag,

12. Omas Lexikon der Kräuter- und Heilpflanzen, Weltbild,

13. Wildpflanzen auf unseren Tisch, Artia,

14. Leben ohne Gift, Weltbild,

15. Heilpflanzen, VEB Verlag Volk und Gesundheit, Berlin,

16.
Heilpflanzen, Delphin Verlag,

17.
Alte Heilmethoden neu entdeckt, Neffs Kleine Hausbibliothek,

18.
Heilpflanzen, Therapielexikon, Ullstein Sachbuch,

19.
Taschenatlas der Pflanzen, Artia,

20.
Heil-, Arznei- und Nutzpflanzen, Madaus-Ratgeber,

21.
Pilze und Wildfrüchte selbst gesammelt und zubereitet, Verlag die Frau,

22.
Heilkraft aus Pflanzen, Kaulfuss-Verlag Abtswind,

23.
Lexikon der Kräuter, Komet Verlag,

24.
Kräuterbad & Katerstimmung, Naumann&Göbel,

25.
Heilen mit Honig, Gesundheit und Genuß aus dem Bienenstock

26.
Das praktische Buch der Naturheilkunde, Orbis Verlag

27.
Handbuch aller Heilmittel der traditionellen Tibetischen Medizin, Dr. Pasang Yonten Arya – im Selbstverlag

28.
Heilpflanzen, Moewig, ISBN 3-8118-8380-1, Mondatori, Verona

29.
Apfelessig & Co natürliche Heilkraft Schönheitspflege Hausmittel, 1998, Italien

30.
Gesundheit aus der Apotheke Gottes Ratschläge und Erfahrungen mit Heilkräutern, Ernsthaler Verlag (im Originaltitel „Kreuter")

In der Zusammenstellung werden unter dem Begriff „Kräuter" nicht nur Wildkräuter, sondern auch Gartenkräuter, bekanntes Obst, Gemüse und weitere Stoffe zusammengefasst. Es geht um die natürlich angebauten und gewachsenen Produkte der Natur. Obst und Gemüse, sofern nicht anders beschrieben, immer als frisches Produkt verwenden.

Weitere in der Literatur angegebene Kräuter sind wegen der Giftigkeit, der Seltenheit/Naturschutz (z.B. Schlüsselblume) oder aus anderen Gründen ausgespart/nicht mit aufgeführt worden.

Die Reihenfolge wurde vom Autor aus der Sicht der Wirksamkeit und der Möglichkeit, diese Kräuter auch zu nutzen, gewählt (blau, schwarz fett, schwarz). Innerhalb dieser Gruppen wurde alphabetisch geordnet.

2.
Kräuter zur Behandlung von Rheuma
Wirkungen, Verwendungen, Rezepte, Behandlungstips,

Fett – Blau/kursiv sind die von mir priorisierten Mittel
(*Nummer 1-6*)

1.
Quellen: 5., 8., 9., 24., 26., 27., 30.,
Ackerschachtelhalm (Equisetum arvense), auch Zinnkraut genannt,
als Bad sehr empfohlen, als Tee, stärkt Bindegewebe, Stoffwechsel anregend, Bad hilft bei Gicht, Rheuma, Grippe und Brustkatarrh, regt Durchblutung an,

verwendeter Bestandteil: Kraut (grüne Sommertriebe)

Wirkungen: innerlich: Blasenentzündungen, Blasenschwäche, Nierengrieß, Wassereinlagerungen, zur Blutreinigung, bei schlecht heilenden Wunden, bei Beschwerden im Beckenbodenbereich, bei Entzündung der Vorsteherdrüse, bei Inkontinenz, Harnröhrenentzündung, Entzündung der Harnblase, **äußerlich bei Rheuma** zur Stärkung des Bindegewebes

Verwendung: in Teemischungen (Blasen-, Lungen-Stoffwechseltees), Bäder,
Ackerschachtelhalmtee gegen Rheumabeschwerden,

Pfarrer Sebastian Kneipp empfiehlt Ackerschachtelhalm bei der Behandlung von Rheuma und Gicht.

Tee als Mittel bei Koliken; als Badezusatz 100 g des Krautes mit 1 Liter Wasser überbrühen, 1 Stunde ziehen lassen

Nebenwirkungen: nicht am gleichen Tag Ackerschachtelhalm-Tee und Bad anwenden! Nicht langfristig anwenden!

Sammeln zu beliebiger Zeit während des Wachstums, abschneiden, trocknen,

Verwechslungsgefahr mit dem giftigen Sumpfschachtelhalm, Unterscheidung: Ackerschachtelhalm:1. Das erste Glied des Seitenastes ist so lang wie die Blattscheide,

Sumpfschachtelhalm: 2. Das erste Glied des Seitenastes ist deutlich kürzer als die Blattscheide, pilzbefallene Ackerschachtelhalm-Pflanzen nicht verwenden!

27(Nummer der Quelle) Schachtelhalm kuriert Fieber der Leber

30(Nummer der Quelle) als Dauertee im Alter sichert er ein Leben frei von Gicht, Rheuma und Nervenschmerzen, drei Wochen Brennnessel- und Zinnkrauttee mit einem TL Schwedenkräuter bringt bei Rheuma und Gicht sichtbare Besserung, (Schwedenkräuter: Aloe, Myrrhe, Safran, Sennesblätter, Kampfer, Rhabarberwurzel, Zitterwurzel, Manna, Theriak venezian, Eberwurzwurzel, Angelikawurzel 2:1:1/10:2:2:2:2:2:2:1:2 in 40% Korn aufgesetzt, hält Jahre)

2.
Quellen: 2., 3., 4., 5., 8., 9., 11., 16., 22., 26.,

Birke (Betula)
Birkenblätter (getrocknet) als Tee (2-3 g je Tasse). Mehrmals täglich eine Tasse trinken. In der Volksmedizin als Blutreinigungsmittel und gegen Gicht und Rheuma; auch Blattknospen,.

In der Medizin unterstützend gegen Rheuma. Bei bakteriellen und entzündlichen Erkrankungen als Spülung, jedoch dies nicht bei Herz- oder Nierenerkrankung. Verwendbar auch Rinde, scheidet Harnsäure aus (eine der Gichtursachen), schwach desinfizierend, stoffwechselanregend, harntreibend (aber nierenverträglich),

Sammeln Mai-Juli, vor Licht geschützt trocknen, Wirkungen: Harnsteine, Harngrieß, bei Entzündungen der Harnwege, Hautunreinheiten und **rheumatischen Beschwerden**,

Verwendung: Bestandteil von Gicht-, Rheuma-, Nieren- und Blasentees, Blätter sowohl der Hängebirke als auch der Moorbirke,

Keine Nebenwirkungen, jedoch nicht bei Wasseransammlungen (Ödemen) wegen eingeschränkter Herz- oder Nierentätigkeit, gegen Rheuma:

3(Nummer der Quelle) innerlich bei Rheuma, Arthritis. Gicht, Arteriosklerose, Wasserverhaltung, Blasenentzündung, Nierensteinen, Hautausschlag, pur zur Entgiftung möglichst in dreitägigem Wechsel anwenden,

5(Nummer der Quelle) wie 5. Brennnesseltee, aber abseihen und nur mäßig warm trinken;

9(Nummer der Quelle) Birkenblättertee aus einer Handvoll frischer Birkenblätter, ein Liter kochendes Wasser, 20 Minuten ziehen lassen, entsäuert, bringt Stoffwechsel in Schwung

5(Nummer der Quelle) 2-3 Eßlöffel Birkenblättersaft aus Reformhaus, max. 4 Wochen 2-3 Eßlöffel,

In Teemischungen gut mit Goldrute und Ackerschachtelhalm.

16(Nummer der Quelle) Die Weißbirke, Tee aus Knospen wird bei Gicht empfohlen, Abkochung der Blätter sind verdauungsanregend, äußerlich desinfizierend bei Hautausschlägen, die Wurzel ist ein Fieber- und Rheumamittel, die zerstoßene Kohle aus der Wurzel wird bei Verdauungsschwäche und Ruhr angewandt;

22(Nummer der Quelle) 1 Teelöffel der getrockneten zerkleinerten Blätter mit siedendem Wasser übergießen, nach 15 Minuten abseihen, täglich 3 frisch zubereitete Tassen trinken, harnfördernd, bei Rheuma und Gicht,

26(Nummer der Quelle) 2 gehäufte Teelöffel zerkleinerter Blätter, ¼ l kochendes Wasser übergießen, 10 Minuten ziehen lassen, abseihen, 3 Tassen täglich,

30(Nummer der Quelle) Tee nur brühen, um Wirksamkeit zu erhöhen, reduziert Anfälligkeit für Erkältungskrankheiten, hilft bei Gicht und Rheuma, für Ischias 6-10 Vollbäder mit 200 g getrocknetem Kraut; mit den Nesseln des Krauts über die Haut streichen bei Ischias, Hexenschuß und Nervenentzündungen; Brennnesseltee bei Magenkrebs; 1 gehäufter TL auf ¼ l Wasser, brühen, kurz ziehen lassen,

3.
Quellen: 2., 3., 4., 5., 8., 9., 11., 17., 22., 24., 26., 27., 28., 30.,

Brennnessel (Urtica)

Brennnesselblätter (frisch oder getrocknet). Innerlich und äußerlich zur unterstützenden Behandlung bei Rheuma. Tee -> 5-8 Tassen täglich; je Tasse 1,5 g Trockenmasse. Bei bakteriellen und entzündlichen Erkrankungen als Spülung, jedoch dies nicht bei Herz- oder Nierenerkrankung. Frisch nur Pflanzen unter 10 cm verwenden (bei 4. Bis 20 cm; da hat sich die Oxialsäure noch nicht gebildet).

verwendeter Bestandteil: Kraut, Blätter (Kraut, also mit Stiel, ist nachweislich bei **Arthritis** wirksam)

Entzündungshemmend, verbessert den Stoffwechsel, harntreibend, blutbildend, blutreinigend, Stoffwechsel anregend, schmerzlindernd, potenzstärkend, ausschwemmend,

Wirkungen: Harnwegsinfektionen, **Gicht, Rheuma**, Leber- und Gallenleiden, Abwehrschwäche, Hautleiden, gegen Eisenmangel, gegen Ödeme,

Verwendung: als Tee, in Teemischungen, Wildgemüse, Saft, Salat, Umschläge

Nebenwirkungen: keine

gegen Rheuma:

3(Nummer der Quelle) in der Küche in gehackter Form für Salat, Weichkäse-Mischung, Suppen, Bierherstellung, getrocknet für Tee,
innerlich bei Anämie, Blutungen (Gebärmutter, Menstruation), Hämorrhoiden, Arthritis, Rheuma, Gicht, Hautleiden,
äußerlich: Rheuma, Gicht, Ischias, Neuralgien, Hämorrhoiden, Verbrennungen, Insektenstichen,

4(Nummer der Quelle) äußerlich eher nur bei Gicht;

5(Nummer der Quelle) Brennnesseltee bei Muskelrheumatismus (1 Löffel Brennnesselkraut auf ¼ Liter Wasser) – 4-8 Wochen 3 Tassen täglich, wirkt blutreinigend bei 4 Wochen täglich 3 mal 2 Tassen

7(Nummer der Quelle) Brennnesselauflauf: Brennnesselblätter, Brötchen, Margarine, Milch, Zwiebel, Liebstöckel, Dill, Ei, Salz, ggf. Wurst- u. Bratenreste: Brennnesselblätter in Salzwasser weichkochen, durch ein Sieb gießen, Blätter nun feinhacken, pro Person zwei Brötchen kleinschneiden, in eine Schüssel geben und mit Margarineflöckchen belegen, mit kochender Milch (oder Wasser) aufgießen, Brötchen weichziehen lassen, Zwiebel sehr fein hacken, Liebstöckel, Salz, Dill nach Geschmack zugeben, mit Ei legieren, in Auflaufform ½ Stunde in der heißen Backröhre backen. (ggf. vorher noch Wurst- oder Bratenreste untermischen), bei Anwendung **gegen Rheuma jedoch ohne Liebstöckel**,

7(Nummer der Quelle) Brennnesselsuppe: Brennnesselblätter in Salzwasser weichkochen, grob hacken, in Butter andünsten, mit Brühe auffüllen, weichgekochte Kartoffeln zugeben, damit Suppe sämig wird, mit Dill, Salz und Pfeffer abschmecken

7(Nummer der Quelle) Brennnessel-Soja-Bratling: 350 g junge Brennnesselblätter, 50 g Spinatblätter, 5 EL Sojamehl, 3 Eiweiß, 1 Prise Salz und Muskatnuß, Öl; Blätter zusammen fein zerkleinert, mit anderen Zutaten vermischt; Salz und Muskat sparsam verwenden, handtellergroße Bratlinge formen, in heißen Fett auf beiden seiten gut durchbraten, Servieren zu Kartoffelbrei, Rohkostsalaten oder/und Butterbroten; auch als Beilage zu Fleischgerichten,

7(Nummer der Quelle) gebackene Brennnesselblätter als Suppeneinlage: Brennnesselblätter leicht auf einem Brett klopfen, mit Salz bestreuen, Saft ziehen lassen, Eierkuchenteig aus Mehl, Milch, Eiern, Backpulver, Salz zubereiten, Blätter hineintauchen und diese in heißem Öl goldgelb ausbacken; Blätter danach grob hacken und mit restlichem Eierkuchenteig vermischen, Eierkuchen ausbacken, zusammenrollen, in feine Streifen schneiden und als Suppeneinlage verwenden,

13(Nummer der Quelle) Brennnessel-Suppe: 2 Handvoll Brennnesseln, 1 Zwiebel, 200 g Wurzelgemüse, Salz, Pfeffer, ¼ Wurzel-Brühe, ¼ l Sahne, 1 Eigelb, 1 EL Mehl, 1 EL Zitronensaft, Schnittlauch

13(Nummer der Quelle) Kartoffelsuppe mit Brennesseln: 300 g Kartoffeln, 1 Zwiebel, 2 Handvoll Brennnesseln, 3 EL Mehl, 2 Knoblauchzehen, Kümmel, Pfeffer, Salz, 50 g Butter. Kartoffeln; Zwiebel, Knoblauch kochen, goldgelb angeschwitztes Mehl zugeben, andicken, feingewiegte Brennessel zugeben, mit Butter, Petersilie und Gewürzen abschmecken

13(Nummer der Quelle) Brenneselnudeln: 2 Eier, 2 EL Milch, 3 EL geschnittene Brennesseln, 3 EL Mehl, Butter, Curry und Salz, Nudeln bereiten, trocknen, vielfältig verwenden

13(Nummer der Quelle) Brennnesselspinat: 1 Zwiebel u. 2 Knoblauchzehen schneiden, mit Mehl und Butter (je 2 EL) anschwitzen, ¼ l Milch zugeben, mit Salz, Pfeffer, Muskat würzen, mit Ei andicken, servieren zu Salzkartoffeln, Ei und/oder Fleisch

27(Nummer der Quelle) **Brennnessel** kuriert chronisches Fieber die von Wind begleitet werden

4.
Quellen: 3., 9., 24., 26.,
Hafer (Avena)
Beruhigend, nervenstärkend, reizmildernd,

verwendeter Bestandteil: Kraut (grüner Hafer vor der Blüte geerntet), Haferstroh und Früchte

Wirkungen: Erschöpfung, Schlaflosigkeit, erhöhte Cholesterinwerte, **Rheuma und Gicht**, Durchfall, Magen-Darm-Störungen, Erschöpfungszustände, Leber- u. Gallenleiden, Magen- und Darmbeschwerden, Hauterkrankungen

Verwendung: Tee (Aufguß von getrocknetem grünen Hafer oder Hafenstroh), Tinktur, Badezusatz, Haferflocken, Hafergrütze, Hafermehl, Haferstroh äußerlich gegen Hauterkrankungen,

bei Gicht täglich drei Tassen Haferstrohtee über den Tage verteilt trinken; 1 EL kleingeschnittenes Haferstroh, 1 Liter Wasser, abkochen, 5 Minuten ziehen lassen, abseihen

100 g kleingeschnittenes Haferstroh in 3 l Wasser 20 Minuten gekocht; Absud ins Vollbad geben;

keine Nebenwirkungen

5.
Quellen: 3., 5., 8., 9., 13., 16., 21., 24.,
Holunder (Sambucus)
Schweißtreibend, harntreibend, abführend, steigert Abwehrkräfte,

Wirkungen: Erkältungskrankheiten, **Rheuma, Ischias Beschwerden**, Neuralgien, Mund- und Rachenbeschwerden, **Gicht**, Bronchitis,

Verwendung: Tee (Holunderblüten), junge Blätter im Frühjahr als Salat, Saft aus gekochten Früchten, Hollerküchlein, keine Nebenwirkungen, jedoch bei den Früchten nur die ausgereiften schwarzen Beeren verwenden, grüne Beeren sind giftig, nur verwenden, wenn beim Zerdrücken roter Saft austritt! Beeren nur im gekochten Zustand essen! Nie Kerne mit in die Speise kommen lassen.

Als Holunderblütentee (gut zu kombinieren mit Lindenblüten)

3(Nummer der Quelle) Grippe, Erkältung, Katarrh, Nebenhöhlenentzündung, Rheuma (Früchte), arthritischen Beschwerden (Rinde), Infektionen der oberen Atemwege (Früchte, Blüten), Blätter werden für Insektenspray eingesetzt, (Verzehr von Blättern und rohen Früchten ist schädlich),

5(Nummer der Quelle) wie 5. Brennnesseltee, aber nur ungesüßt mäßig warm trinken gegen Rheuma und Gicht

5(Nummer der Quelle) **Holunderbeersaft** kurmässig 4 Wochen 1/8 l täglich gegen Rheuma
8(Nummer der Quelle) ein Löffel Saft auf ein Glas Wasser, harntreibend und gesund für Nieren

13(Nummer der Quelle) gebackene Holunderblüten: 12 Blütenstände, 250 g Mehl, ¼ l Milch, 3 Eier, 1 EL Öl, 1 EL Wein, Salz, Backfett: Teig bereiten, gewaschene Holunderblüten eintauchen, in Fett ausbacken,

13(Nummer der Quelle) Holunderbeersuppe: 1 l Holunderbeersaft, 1-2 Äpfel - reiben, 2-3 EL Zucker, 2 EL Speisestärke, Mandel- oder Puddingpulver, 1 Glas Wasser, Zitronensaft, Zimt: Äpfel mit Zucker in Holundersaft kochen, andicken und abschmecken

13(Nummer der Quelle) Holunderbeermüsli, Haferflocken (4-5 EL) einige Stunden einweichen, 250 g Saft der Holunderbeeren mit 3 EL Honig und 1 EL Zitronensaft kochen, alles zusammenmengen und mit 2-3 EL Sahne und 50 g Mandel oder Nüssen verrühren

16(Nummer der Quelle) Rinde hat stark abführende Wirkung, Blüten und Beeren schweißtreibend,
21(Nummer der Quelle) Mus aus Beeren ist Wunderheilmittel, das Schweiß und Gift aus dem Leib treibt,
24(Nummer der Quelle) Holunderbeeren nur gekocht und ohne Steine essen – das Wirksamste der Pflanze bei Rheuma

6.
Quellen: 1., 3., 5., 9., 10., 11., 12., 13., 16., 22, 23., 24., 26., 27., 30.,

Löwenzahn (Taraxacum officinale)

Löwenzahnblätter und –wurzeln werden getrocknet und als Tee verwandt gegen Gicht, Rheuma, Zuckerkrankheit, Leber- und Gallenerkrankungen, regt alle Drüsentätigkeit an. Man soll die frischen Blätter als Salat essen und häufig den Tee trinken. Für Langzeitanwendungen geeignet.

Dient auch der Entgiftung. Reinigt Blut, Stoffwechsel anregend, aktiviert Verdauungsdrüsen, galletreibend, harntreibend,

Wirkungen: bei Leber- und Galleleiden, **Gicht, Rheuma**, Nierenleiden, Altersschwäche, als Stoffwechselkur, bei Zuckerkrankheit

Verwendung: in Teemischungen, paßt im Tee immer gut zu Brennnessel, Hagebutte und Pfefferminze,
verwendet auch als Wildgemüse,

keine Nebenwirkungen: **unterscheide** zwischen „gemeinen Löwenzahn", lat. Taraxacum offitiiale, auch Pusteblume, Butterblume und Kuhblume genannt und dem ebenfalls Löwenzahn genannten „Leondotron" der **behaarte** Stengel besitzt; die Anwendung betrifft den **„gemeinen Löwenzahn"**

gegen Rheuma:

3(Nummer der Quelle) frische Blätter im Salat sehr gut mit Sauerampfer, innerlich bei Gallenblasenbeschwerden, Erkrankungen der Harnwege, Gallensteine, Gelbsucht, Zirrhose, chronischen Gelenk- und Hautbeschwerden, Gicht, Ekzemen,

4(Nummer der Quelle) nur Aufguß aus getrockneten Blättern,

5(Nummer der Quelle) Löwenzahn-Tee bei Rheuma und Gicht sehr wirksam, Frühjahrs- und Herbstkur, auch Löwenzahnwurzel für Tee, mindestens 8-Wochen-Kur, diese Kur regt Galle, Leber und Nieren an, baut Magensäure neu auf, bekämpft chronische Rheumaschmerzen,

5(Nummer der Quelle) Löwenzahnsaft (aus Reformhaus), 6-8 Wochen 2*täglich 1-1,5 Teelöffel

7(Nummer der Quelle) Löwenzahnblüten-Nektar: 400 Blütenköpfe (2 gehäufte Doppelhände) und ein Liter Wasser zum Sieden bringen, aufwallen lassen, vom Herd nehmen und mit Pergament abdecken, über Nacht stehen lassen, durch ein Sieb laufen lassen und die Blütenköpfe mit den Händen auspressen, danach klar filtern, dazu 1 kg Zucker, eine kleine in dünne Scheiben geschnittene Zitrone ohne Schale, Topf ohne Deckel auf Herd bei schwacher bis mittlerer Hitze eindicken, dazu kann man auch 2-3 mal den Nektar erkalten lassen um zu sehen, ob er dickflüssig wurde. Dann in Gläser abfüllen. Kräftig den gesamten Organismus, blutreinigend, wirksam bei Altersbeschwerden, vorrangig bei Rheuma;

7(Nummer der Quelle) Löwenzahnsalat für 2 Personen: 175 g junge gewaschene Löwenzahnblätter von Pflanzen, die nicht geblüht haben, 25 g Zitronensaft, 1 Eßlöffel Olivenöl, 1 Prise Salz und Pfeffer, 60 g Wasser,
Marinade aus Zutaten mit Blättern vermengen und gut durchziehen lassen,

7(Nummer der Quelle) Blütenansätze vom Löwenzahn 3 Minuten kochen und mit Butter abschmecken

7(Nummer der Quelle) Suppenwürze aus Wildkraut (500 g junge Brennnesselblätter, Löwenzahnblätter und -wurzeln, Sauerampfer, Kresse, Kerbel, Kalmus (alles je nach Vorkommen) dazu eine Möhre, 50 g Petersilie, 130 g Salz, 2 Spritzer Zitronensaft// Kräuter mit Salz bestreuen, 2 Stunden abgedeckt stehen lassen, durch Fleischwolf drehen, Zitrone zugeben, kräftig durchmengen, in sehr kleine Gläser abfüllen; ist so roh bis zu 8 Monaten haltbar

7(Nummer der Quelle) Frühlingssuppe aus Wildkräutern: 2-4 EL feingehackte Wildkräuter (Löwenzahn, Brennnessel, Sauerampfer, Schafgarbe, Kresse, Kerbel in Fett (40 g) bei starker Hitze dünsten, Mehl (40 g) oder Reis zugeben und leicht anrösten, 1 Liter Brühe zugeben und aufkochen, noch 15 Minuten ziehen lassen (bei Reis 25 Minuten),

10(Nummer der Quelle) Löwenzahnschnaps: 100-150 g Löwenzahnblüten waschen, antrocknen, mit 300 g Zucker und 2 in Scheiben geschnittenen Zitronen sowie ¼ l Wasser ansetzen, 1 Woche warm lagern und dann mit ¾ Liter Weingeist (90%) und ¾ l Wasser aufgießen, nochmals 8-12 Wochen ziehen lassen, abseihen,

Löwenzahnblütenhonig (aus: Geschenke zum Aufessen, Verlag die Frau, Leipzig, Broschur)

400 g Löwenzahnblüten, 2 Zitronen, 2 kg Zucker
Blüten waschen, abtropfen lassen, Zitronenscheiben entkernen, in 1 l Wasser kochen, 24 h stehen lassen, durchseihen, mit Zucker ca. 1 h kochen

Auch Löwenzahnhonig:
200 Löwenzahnblüten ohne Grünteile, 1 ½ l Wasser, 2 Zitronen, 1 ½ kg Zucker – sonst wie oben,

12(Nummer der Quelle) Löwenzahn als Teemischung bei Gicht, als Kompresse bei Rheuma, als längerfristige Teekur heilend bei Rheuma,

13(Nummer der Quelle) Löwenzahnsalat mit saurer Sahne: 1 Teller Löwenzahnblätter, 1 Tasse Saure Sahne, 1 EL Schnittlauch, Salz, Pfeffer: Blätter waschen, kleinrupfen, saure Sahne und Gewürze zugeben,

13(Nummer der Quelle) Löwenzahnsalat mit Apfelsinen: 35-40 Blätter Löwenzahn, 4 Apfelsinen (Kerne entfernen und kleinschneiden), 1 Prise Zucker, 2 EL Öl, Pfeffer - gekühlt servieren

16(Nummer der Quelle) Löwenzahnsaft aus den Hohlstengeln und der Wurzel wird bei Leberkrankheiten, Gallenleiden und Rheuma angewendet, wirkt gegen Verstopfung und ist harntreibend

26(Nummer der Quelle) Löwenzahnblätter möglich vor der Blüte für den Salat verwenden; Tee als Kur zweimal 4 Wochen im Jahr,

27(Nummer der Quelle) **Löwenzahn** heilt Erkrankungen der Galle und des Magens, lindert Krampfattacken durch Vergiftungen, Blüten kurieren Fieber, heilt Blut-Galle-Erkrankungen, kuriert Vergiftungen, ausgelöst durch Metalle und Edelsteine,

30(Nummer der Quelle) hilft bei Gallen- und Leberleiden, 5-6 Blütenstengel roh täglich bei chronischer Leberentzündung, Zuckerkranke täglich bis zu 10 Stengel solang der Löwenzahn in der Blüte steht, bei Müdigkeit/Abgeschlagenheit reichen 14 Tage mit frischen Löwenzahnstengeln, durch blutreinigende Wirkung hilft Löwenzahn bei Rheuma und Gicht, Drüsenschwellungen gehen nach 4-wöchiger Kur zurück, weihnachtlicher Lebkuchen aus Löwenzahnsirup ist gesund und schmeckt, (2 Handvoll Blüten mit einem Liter kaltem Wasser aufgesetzt und zum Kochen gebracht, nach dem Aufwallen über

Nacht stehen lassen, durch ein Sieb laufen lassen, auspressen, mit 1 kg Rohzucker und ½ in Scheiben geschnittenen Zitrone auf dem Herd bei geringer Wärme eindicken ohne zu kochen, Masse darf nicht zu dünn sein, da sie sonst einsäuert und nicht zu dick, da sonst der Zucker kristallisiert, verwenden als Brotaufstrich, dieser ist bei Nierenerkrankung im Gegensatz zu Honig bekömmlich,

Die fett – schwarz gekennzeichneten Kräuter (*Nummer 7 bis 56*) werden sehr empfohlen.

Sie sind in diese 2. Gruppe eingeordnet worden, weil sie weniger häufig als Hilfsmittel erwähnt wurden, weil zum Teil hier übernommene Anmerkungen den Einsatz einschränken oder die Verfügbarkeit leicht eingeschränkt ist.

7.
Quellen: 4.,
Apfelschalentee bei Rheuma und Gicht.

8.
Quellen: 24., 29.,
Apfel
Geriebener Apfel hilft bei Blutarmut, Rheuma, Steinerkrankungen, Magenverstimmung

29(Nummer der Quelle) bei rheumatischen Erkrankungen täglich regelmäßig vor Mahlzeiten einen Apfel essen. Apfelessig (1 Glas Wasser vermischt mit 1-2TL Apfelessig und einem TL Honig) oder ein Apfel vor jeder Mahlzeit mindestens über einen Zeitraum von 2 Monaten als Kur gegen Rheuma anwenden.

9.
Quellen: 24.
Avocado
Täglich eine Frucht im Speiseplan hilft gegen Gelenkrheumatismus

10.
Quellen: 3., 24.
Basilikum (Ocimum basilicum)
Basilikumtee
Stärkend, krampflösend, verdauungsfördernd, wirkt gegen Darmparasiten,
Ist ein Mittel gegen Arthritis, Übergewicht, Blähungen,
Niederblutdruck, Magenbeschwerden, Verstopfung, Krampfadern

3(Nummer der Quelle) in der Küche ißt man Blättern mit Tomaten, in Nudelsaucen, Gemüsen

11.
Quellen: 8., 9., 11.,
Bohnenhülse,
zuckersenkend, wassertreibend, harntreibend

verwendeter Bestandteil: Bohnenhülse der Gartenbohne, trocknen, nach Trocknen nur innen weiß- glänzende Teile verwenden,

Wirkungen: gegen Harnsteine, Harngrieß, Katarrh der Harnwege, Zuckerkrankheit, **Rheuma, Gicht,** Hautunreinheiten,

Verwendung: Bohnenschalentee, Gemüse, heißes Bohnenmehl (Stangenbohnen), **äußerlich gegen Rheuma und Gicht,** Bohnenschalen sind Bestandteil von Teemischungen,

27(Nummer der Quelle) **Puffbohne/Saubohne** – kurieren Schleim-Wind-Krankheiten, treiben Sputum heraus, zerstören Steine, die durch Erkrankungen des Spermas entstehen, kurieren Hämorrhoiden, mehren Blut und Galle, unterstützen Wachstum der Zähne

12. Brombeerblätter – siehe Himbeerblätter

13.
Quellen: 3., 8., 9.,
Brunnenkresse (Nasturum officinale)
frisch gegen Rheuma, galletreibend, leicht antibakterielle Wirkung, blutreinigend, schwemmt Gifte aus, verdauungsfördernd, harntreibend

verwendeter Bestandteil: Kraut

Küche: Salatbeigabe, in Butter garniert, in Suppe oder zu Fisch, Pflanze ist eine winterharte Pflanze, als Kulturpflanze geeignet, 10 Ernten pro Jahr möglich

Wirkungen: Entzündungen im Mundbereich, Hautunreinheiten, Blutarmut, Schwächezustände, Leber- und Gallenleiden, Verstopfung, Schilddrüsenkropf, unterstützend bei **Rheuma und Gicht,**

Verwendung: in Teemischungen, pur für Teeaufguß, Salat und Saft

Nebenwirkungen: nicht bei Magen-Darm-Geschwür, nicht bei entzündlichen Nierenerkrankungen,

bei Rheuma-Schmerzanfall 2 Teelöffel der Blätter zerdrückt, mit Honig gesüßt essen, aber nur einmal täglich und max. eine Woche lang

27(Nummer der Quelle) wird als Medikament mit Sofortwirkung angegeben

14.
Quellen: 8.
Eiche (Querus robur)
Eichenrinde als Abkochung äußerlich gegen Rheuma, als Sitzbad bei Hämorrhoiden, Eichenrindentee bei Durchfall,

15.
Quellen: 8., 26.,
Eschenblätter (jung) getrocknet, Mittel gegen Gicht und Rheuma

1 gehäufter EL Blätter mit ¼ l kaltem Wasser angesetzt, sieden, 3 Minuten ziehen lassen, täglich 2 Tassen über mindestens 14 Tage trinken, ist ein mildes Rheumamittel,

27(Nummer der Quelle) **Esche** heilt gebrochene Knochen, kuriert Fieber, sorgt für Aufrechterhaltung des Flüssigkeitshaushalts im Körper,

16.
Quellen: 3., 8., 9., 13., 26.,
Gänseblümchen (Bellis perennis), auch Maßliebchen und Tausendschön genannt,
reizmildernd, auswurffördernd, hautreinigend, harntreibend, Stoffwechsel anregend, Mittel bei chronischen Rheumaschmerzen durch Gelenkrheumatismus, nicht bei Muskelrheumatismus;

26(Nummer der Quelle) Salbe zum Einreiben: 250 g ungesalzene Butter zerkleinert und mit 1 handvoll Gänseblümchen und ½ Handvoll Käsepappelblätter (Malve) angeröstet; schmerzende Glieder 2-3 mal einreiben;

verwendeter Bestandteil: Blüten

Wirkungen: innerlich bei Leber- und Gallenleiden, Furunkulose, Hautausschläge, Verstopfung,

äußerlich bei Rheuma frischer Saft auf die kranken Stellen, schlecht heilende Wunden, Bestandteil von Teemischungen, Wildsalat,

3(Nummer der Quelle) Gänseblümchen lindert Schmerzen, besonders Gelenkleiden und **Gicht** (frisch in ungesalzener Butter auf schmerzende Stelle gelegt), innerlich bei Husten und Katarrh,

keine Nebenwirkungen

frisch oder als Tee innerlich gegen Rheumabeschwerden

Gänseblümchensuppe: 1 Handvoll Blätter und Blüten von Gänseblümchen, 2 EL geschnittene Pilze, 1 Priese Kümmel, Pfeffer, Salz, 1 EL Grieß, 1 Bd. junge Zwiebeln mit Grün, Schnittlauch, 4 Eier, 2 EL Butter: Pilze garen, gerösteten Grieß zugeben und 10' kochen lassen, Kräuter zugeben, auf 4 Teller verteilen, separat gemachte Rühreier in die Suppe geben, mit gehackten Zwiebeln bestreuen,

Gänseblümchensirup: 500 g Gänseblümchenblüten, 1 Zitrone, 750 g Zucker, ¾ l Wasser: Blüten überbrühen, geschnittene Zitrone zugeben, stehen lassen, 1 Tag ziehen lassen, durchseihen und dabei Masse ausdrücken, Zucker zugeben und dick zu Sirup kochen,

17.
Quellen: 9. /11.
Echte Goldrute (Solidago),
stark harntreibend, krampflösend, entzündungshemmend, abwehrstärkend

verwendeter Bestandteil: Kraut, Juli-September, trocknen,

Wirkungen: Entzündungen der Nieren und Blase, Nierengrieß, Vorbeugend gegen Nierensteine, unterstützend bei **Rheuma und Gicht**, Leberleiden, Hautunreinheiten, Stoffwechsel anregend,

Verwendung: in Blutreinigungs-, Blasen-, Nieren- und Rheumatees, Tee als Aufguß,

Nebenwirkungen: nicht bei Ödemen wegen eingeschränkter Herz- oder Nierenfunktion, nicht bei chronischen Nierenerkrankungen,

18.
Quellen: 9., 15., 19., 28.,
Hauhechel, (Ononis spinosa)
harntreibend, blutreinigend,

verwendeter Bestandteil: Blüte, Pflanze, nach 15.= Wurzel, ausgegraben, gewaschen, zum Trocknen an der Luft auf Schnüren gehängt,

Wirkungen: Ekzeme, Blasenentzündung, Nierenbeckenentzündung, Harnsteine, Harngrieß, bei **rheumatischen Beschwerden**, **Gicht**

Verwendung: als Bestandteil von Rheuma-Teemischungen,
Tee pur: 1 EL zerkleinerte Wurzel mit 3 Tassen heißem Wasser übergießen, 15 Minuten stehen lassen, abseihen,
Nebenwirkung: keine, nicht bei Ödemen infolge eingeschränkter Herztätigkeit

19.
Quellen: 1., 4., 11., 24.,
Heidelbeere (Vaccinium)
Früchte frisch oder getrocknet bei Rheuma, Gicht, Lebererkrankungen,

Die Früchte (getrocknet und dann aufgekocht) wirken gegen Durchfall, Hämorrhoiden, Frisch gegen Mundfäule und Mundgeruch, Mus, Saft oder Heidelbeerwein gegen Magen-Darm-Störungen und Entzündungen im Verdauungsapparat, Saft zum Gurgeln gegen Halsentzündungen.

7(Nummer der Quelle) Über den Tag verteilt eine Handvoll getrockneter Beeren gut zerkaut essen stillt Durchfall. Gleiches bewirken frische Beeren zerdrückt und löffelweise über den Tag verteilt essen.

Heidelbeertrinkkur: Flasche mit Heidelbeeren füllen, Korn aufgießen, 14 Tage in der Sonne stehen lassen, 25 Tropfen auf Zucker davon bei Verdauungsstörungen,

20.
Quellen: 3., 8., 24.
Heidekraut (Calluna)
(Blätter und obere Triebspitzen) als Tee aber auch als Badezusatz gegen Rheuma
Heidekrauttee wirkt gegen Harnwegserkrankungen, Stein- und Gallenleiden, Gicht, Rheuma und Übergewicht,

3(Nummer der Quelle) verwendbar gesamte Pflanze, bei Husten, Erkältung, Durchfall, Nieren- und Harnwegs-Infektion, Arthritis, Rheuma, blühende Triebe im Sommer schneiden und trocknen

21.
Quellen: 16.,
Himbeerblätter (Rubus idaeus)
herzstärkend, appetitanregend, getrocknete Blätter, gemischt mit Brombeerblättern wird Zuckerkranken und Rheumakranken als schweißtreibendes Mittel empfohlen, Beachte: Früchte wirken abstillend

22.
Quellen: 24., 27.,
Bienenhonigbad
Bienenhonig in eine Tasse erwärmter Milch verrührt wirkt im Badewasser verschönernd für die Haut, beruhigt die Hautnerven, bekämpft Schlaflosigkeit, wirkt bei Rheuma und Halsentzündungen

27(Nummer der Quelle) **Honig** kuriert Erkrankungen des Magens, der Milz,

23.
Quellen: 8., 12., 16., 24.,
Schwarze Johannisbeere (Ribes nigrum),
Blätter zu Tee verwandt; gleiche gilt auch für den Verzehr der Beere, heißt im Volksmund auch **Gichtbeere**,

Stärkend, kräftigend, hemmt Bakterienwachstum, harn- und schweißtreibend, antirheumatische und reinigende Eigenschaften, bindet Giftstoffe im Körper,
Teeaufguß aus Blättern gegen rheumatische Beschwerden, Gegen Arteriosklerose, Erkältungserkrankungen, Rheuma, Gicht, Darmstörungen, Johannisbeermarmelade ist gut gegen Verstopfung
Tee als Aufguß,

24.
Quellen: 24.
Kamille (Chamaemelum nobile)
Kamillenbad
Beruhigt, fördert Durchblutung, wirkt bei Erkältungen, Rheuma, Magenkrämpfen

25.
Quellen: 24.
Kartoffel (Solanum tuberosum)
Blätter und grüne oberirische Früchte sind giftig

Beim **Gicht**anfall zerdrückte heiße Kartoffeln auflegen

26.
Quellen: 24.
Kirsche (Prunus)
Sehr gut gegen Gicht und Verstopfung, müssen aber sehr gut gewaschen werden, weil die Kirschhaut naturgemäß außen Hefebakterien besitzt, erst wenn diese abgewaschen sind, entfaltet sich die Wirkung,

3(Nummer der Quelle) Fruchtstile der Süßkirsche sind harntreibend, adstringierend, wirksam bei Blasenentzündungen,

27.
Quellen: 24
Kiwi
Ist ein Obst, das gegen Gelenkrheuma wirkt

28.
Quellen: 4., 8., 9.,
Frische Kohlblätter (ohne Mittelrippe und weichgeklopft) auf erkrankte Stellen legen,
innerlich magenschleimhautschützend,

Wirkungen: innerlich: Magenleiden, Magenschleimhautentzündung, Magen- und Zwölffingerdarmgeschwüren, Entzündung Dünn- und Dickdarm, äußerlich: **Auflage bei Gelenkbeschwerden,**

Verwendung: Saft, Gemüse, Blätter für Umschläge

Nebenwirkung: blähend,

8(Nummer der Quelle) bei Arthrose, Erfolgversprechendste Behandlung: Kohlkompressen

29.
Quellen: 3., 9., 26.,
Königskerze (Verbascum),
reizlindernd, auswurffördernd, antiseptisch, heilungsfördernd,

verwendeter Bestandteil: Blüte

Wirkungen: innerlich: Katarrhen der Luftwege, Husten, Heiserkeit, Bronchitis, Lungenkatarrh, Schnupfen mit Tränenfluß, äußerlich: Ohrenschmerzen, beginnende Mittelohrentzündung, Wundheilung, **Rheuma**,

Verwendung: Tee als Aufguß, Öl,
Einreibung bei chronischen Schmerzen, bringt im Notfall rasche Linderung

3(Nummer der Quelle) innerlich bei Keuchhusten, Luftröhrenentzündung, Asthma, TBC, Infektionen der Harnwege, äußerlich bei Ohrenschmerzen (Blüten in Olivenöl), rheumatischen Schmerzen, Hämorrhoiden, Frostbeulen,

30.
Quellen: 3., 9.
Lavendel (Lavandula),
beruhigend, galletreibend, entblähend,

verwendeter Bestandteil: Blüte

Wirkungen: innerlich bei Verdauungsstörungen, Reizmagen, Darmbeschwerden, Blähungen, Unruhe, Nervosität, äußerlich bei: Neuralgien, **Rheuma, Ischias**

Verwendung: Tee als Aufguß, Badezusatz, Kräuterkissen, Mottenschutz, Öl,

3(Nummer der Quelle) Sorte Lavandula angustifolia äußerlich bei Rheuma,

31.
Quellen: 3., 11., 23., 26.,
Majoran (Origanum vulgare)
Antiseptisch, krampflösend, schweißtreibend, verdauungsfördernd, Gebärmutter anregend, schleimlösend, harntreibend,

Verwendung innerlich bei Erkältung, Grippe, Verdauungsstörungen, Blähungen, Magenverstimmungen, äußerlich bei Bronchitis, Asthma, Arthritis, Muskelschmerzen,

in der Küche sowohl frisch als auch getrocknet verwandt;

Blätter und blühende Spitzen werden als Tee aufgegossen;

Zusatz zu Einreibemitteln bei Rheuma und Gicht, auch Aufgüsse zum Einreiben bei Rheuma,
Einreibung herstellen: frische Majoran Blätter in ein Weckglas, mit kaltgepresstem Olivenöl übergießen, 2-3 Wochen in der Sonne stehen lassen, ohne abzuseihen verwendbar, schmerzende Muskeln und Gelenke damit einreiben;

Gesammelt Blühendes Kraut 20 cm über Erdboden geschnitten, trocknen,

32.
Quellen: 3., 8., 16., 22.,
Meerrettich (Armoracia)
Meerrettichbrei
Harntreibend, bewirkt erhöhte Blutzufuhr, schweißtreibend, antibakteriell,
äußerlich gegen Rheuma;

innerlich bei Schwächezuständen, Arthritis, Gicht, Ischias, Erkrankungen der Atem- und Harnwege, äußerlich bei infizierten Wunden, Arthritis, Rippenfell- und Herzbeutelentzündungen,

nicht bei Magengeschwüren, Schilddrüsenfehlfunktionen,

in der Küche für Salate, Brotaufstrich, mit Äpfeln geraspelt, Meerrettichsaucen vorsichtig erhitzen, nicht längere Zeit kochen,

16(Nummer der Quelle) wenn Wurzel älter als 1 Jahr ist hat sie gichtheilende Wirkung, wirkt durchblutungsfördernd,

33.
Quellen: 3., 12., 27.,
Gewürznelke, Nelke (Syzyium aromaticum)
Schmerzlindernd, gegen Übelkeit, schützt gegen Darmparasiten, stark antiseptisch, in chinesischen Medizin ein Nierentonikum, schmerz- und entzündungshemmend, gegen Arterienverkalkung, hemmt stark Wachstum von Viren und Bakterien,

innerlich bei Magendarmkatharr, Darmparasiten, Impotenz, Rheuma
äußerlich bei Zahnschmerzen und Insektenstichen
Anwendung als Nelkenöl; Tee (Teelöffel Nelken je Tasse) bei rheumatischen Beschwerden,

in der Küche zu geschmorten Äpfeln, Kuchen und zum Würzen

27(Nummer der Quelle) **Gewürznelke**, Pflanze sollte nicht von Würmern oder Insekten befallen sein, kuriert Erkrankungen des Leberkanals und kalte Windkrankheiten

34.
Quellen: 24.
Olive (Olea europaea)
Antiseptisch, adstringierend, fiebersenkend, beruhigend, abführend, lindernd,

innerlich (Blätter) bei fiebriger Erkrankung, Bluthochdruck, (Öl) Verstopfung und Magengeschwür
äußerlich (Öl) bei trockener Haut, Schuppen, (Blätter) Hautabschürungen,

Die Frucht (Olive) entgiftet, unterstützt Leber, wirkt bei Gicht und Diabetes

35.
Quellen: 24.
Orangen
Helfen gegen Gelenkrheuma

36.
Quellen: 2., 4., 23.,
Paprika (Capsicum)
Süßer und scharfer Paprika, scharfe Sorten haben antiseptische Wirkung, kreislaufanregend, gewebereizend, durchblutungsfördernd, vermindert Schmerzempfindlichkeit,

innerlich bei Fieber, Schwäche in der Rekonvaleszenz und im Alter, Asthma, Verdauungsstörungen,
äußerlich bei Erkrankungen des rheumatischen Formenkreises, Verstauchungen, Hexenschuß, Brustfellentzündung, zur Magen-Darm-Entgiftung,

Kann bei Anwendung länger als 2 Tage zu starken Hautreizungen führen. Keine zusätzliche Wärme in dem Fall.

4(Nummer der Quelle) **Chili**-Massageöl bei Rheuma; innerlich: Magensaftproduktion anregend, scharfer Paprika in Socken gestreut ist Mittel gegen kalte Füße,

37.

Quellen: 3., 22., 23.,
Petersilienwurzel, Petersilie (Petroselinum crispum), krause Petersilie ist wirksamer als glatte,

Harntreibend, krampflösend, entzündungshemmend, entgiftend, appetitanregend, schweißtreibend,

Verwendet: Wurzel, Samen, Kraut

Innerlich bei Menstruationsbeschwerden, Ödemen, Blasenentzündung, Nierensteinen, Verdauungsstörungen, Koliken, Anämie, Arthritis, Rheuma, Milchbildung fördernd,

Überdosen von Petersilie verursachen Leberschäden, Magendarmbluten, Nierenschäden, Fehlgeburten, Nervenentzündungen,

3(Nummer der Quelle) Petersilie nicht bei Schwangerschaft und Nierenerkrankung

2 Teelöffel Schnittdroge der Wurzel pro Tasse Tee gegen Rheuma

Blätter und die stärker wirkenden Samen sind harntreibend und werden bei Gicht, Rheuma und arthritischen Erkrankungen verwendet,

38.
Quellen: 24.
Pflaume (Prunus domestica)
Als Backpflaume oder frisch,
Verdauungsfördernd, abführend, wirkt bei Leber-, Nierenerkrankungen, Gicht, Rheuma und Arterienverkalkung,

39.
Quellen: 24.
Pfirsich
Verdauungsfördernd, lebensverlängernd, kräftigend, wirkt bei Rheuma, Muskelerkrankungen und Schwächezuständen,

40.
Quellen: 3., 24.,
Preiselbeere (Vaccinium)
Beeren und Blätter, die Blätter dienen der Behandlung von Harnwegserkrankungen, Blasenentzündungen, Diabetes und Durchfall, lindert Gicht- und Rheumaprobleme,

41.
Quellen: 3., 24.,
Rebe (Vitis)

Blätter: sauer, adstringierend, heilend, harntreibend, entzündungshemmend, Gifte ausspülend,
Blätter werden in der Küche frisch oder in Salzlake konserviert verwendet

Früchte werden zu Kuren bei Leberunterfunktion verwendet,
Rosinen
Wirken gegen Verstopfung, Bluthochdruck und **Gicht**

42.
Quellen: 3., 8., 9., 16., 22., 26.,
Rosmarin (Rosmarinus),
belebend, krampflösend, bildet Magen- und Gallensaft, magenstärkend, appetitanregend,

verwendeter Bestandteil: Blätter

Wirkungen: Verdauungsstörungen, Blähungen, Gallenleiden, Appetitlosigkeit, krampfartige Magen-Darm-Beschwerden, Kreislauftonikum, äußerlich: **Gelenkschmerzen, Arthrosen**, Kreislaufschwäche,

Verwendung: Tee, ätherisches Öl, Badezusatz, Pflanzensaft, Küchengewürz,
1 Tasse Tee; gehäufter Teelöffel geschnittener Blätter überbrühen, 10 Minuten ziehen lassen, abseihen, nach Mahlzeit trinken,

Rosmarinbäder gegen Rheumabeschwerden, äußerlich, fördert die Durchblutung,
50 g Blätter in einem Liter Wasser zum Sieden bringen, 30 Minuten ziehen lassen, dann ins Vollbad geben,

3(Nummer der Quelle) äußerlich bei Rheuma, Arthritis, (Blätter und Blütenspitzen)

43.
Quellen: 1., 3., 5., 9., 24.
Ruchgras (Anthoxanthum odoratum)
(starker Cumaringeruch) zur Teebereitung, auch Heublume genannt (Ruchgras, Quecke, ...), max. zwei Tassen pro Tag, mehr schadet (Schwindelgefühle, Kopfweh, Erbrechen).

5(Nummer der Quelle) **Heublumenbad** sehr empfohlen gegen Rheuma,
Heublumensack bei Gelenkentzündungen nicht verwenden, allergische Reaktionen bei Gras-Allergie und Heuschnupfen,

schmerzlindernd, krampflösend, durchblutungsfördernd,

verwendeter Bestandteil: Blüte, Pflanze

Wirkungen: **rheumatische Beschwerden**, **Muskelrheuma**, **Hexenschuß**, Magen-Darm-Krämpfe, Blasenleiden, kalkartigen Beschwerden

Verwendung: Bäder bzw. Heublumensack

Bei Gichtanfall Heublumensack auflegen

3(Nummer der Quelle) innerlich als Nasentinktur bei Heuschnupfen, äußerlich bei schmerzenden Gelenken

44.
Quellen: 3., 9., 15., 28
Quecke (Elymus repens, agropyron repens)
harntreibende Wirkung, reizlindernd, keimhemmend, stoffwechselanregend, sehr gute blutreinigende Eigenschaften, entwässernd, leicht abführend, aktiviert die Drüsen,

Wirkungen: beruhigend, Darm- und Harnausscheidung fördernd, bei krankhafter Vorsteherdrüsen-Vergrößerung, entzündliche Erkrankungen der Harnwege, Vorbeugung von Harngrieß, Stoffwechselbeschwerden, blutreinigend, **Gicht**-, **Rheuma**-, Gallen-, Milz- und Leberleiden, Husten, Halsentzündung, Hautunreinheiten,

verwendeter Bestandteil: Kraut, Wurzel,
Wurzel wird zu Saft oder Tee als Frühjahreskur und zur Entwässerung verwendet,
Verwendung: in Teemischungen, Badezusatz, frischer Saft,

junge Sprossen im Frühjahr als Salat,

Tee: 2 Teelöffel der Wurzel mit ¼ l kalten Wasser angesetzt, kochen, sofort abseihen, 2 mal eine Tasse täglich, 2-3 Wochen,

Nebenwirkung: nicht bei Ödemen infolge eingeschränkter Herz oder Nierentätigkeit

45.
Quellen: 3., 24
Salbei (Salvia officinalis = Gartensalbei)
Salbeitee

Hilft bei **Gicht** und Gallenbeschwerden

In der Küche zu Dressings und Salaten, in kalten Getränken,

Salbei im Übermaß verwendet führt zu Halluzinationen, macht süchtig, ist giftig,

Es gibt auch viele weitere Salbei-Arten, die jedoch unterschiedliche Wirkungen haben:
S. clevlandii-in Dufttöpfen,

S. coccinea-Zierpflanze,

S.dorisiana-für Salate und Dressings,

S.elegans-ebenfalls in der Küche verwendet,

S.fruticosa-in Küche und Medizin: innerlich bei Grippe, Husten, rheumatischen Schmerzen,

S.lavandulifolia-antiseptisch, stärkend, adstringierend, spült Gifte aus, in Medizin innerlich bei Verdauungsbeschwerden,

S.militiorhiza-bitter, beruhigend, blutstillend, Immunsystem anregend, cholesterinsenkend, hemmt krankheitserregende Organismen,

S.officinalis-adstringierend, entzündungshemmend, antiseptisch, verbessert Leberfunktion, ist Heikraut, wird ebenso im Garten und Küche häufig genutzt, Tee, zum Würzen von Gerichten, in Medizin innerlich bei Verdauungsstörungen, Beschwerden der Leber, TBC,

S.pomifera (wie S.officinalis, aber stärker wirkend),

S. sclarea (Muskatellersalbei = junge Blätter und Holunderblüten als Geschmacksträger im Rheinwein), adstringierend, krampflösend, verdauungsfördernd, in Küche zu Salaten und Tee,

S. viridis-antiseptisch, in der Küche zum Würzen, in der Medizin äußerlich bei wundem Zahnfleisch,

46.
Quellen: 3., 11.
Schafgarbe, (Achillea millefolium-Gemeine Schafgarbe) appetitanregend, adstringierend, verdauungsfördernd, harn-, gallen- und blähungstreibend, blutgerinnungsfördernd, entzündungshemmend, lindert Verdauungsstörungen, blutdrucksenkend, blutungsstillend,

ganze Pflanze kann verwendet werden,

innerlich: Magen-, Darmbeschwerden, fiebrigen Erkrankungen, Ruhr, **Rheuma, Arthritis,** klimakterischen Beschwerden, Thrombosen, äußerlich: Hämorrhoiden,

47.
Quellen: 24., 27.,
Salzbad
1 kg Salz je Wanne hilft bei Rheuma, Frauenkrankheiten, Müdigkeit, Energieverlust und fördert Durchblutung

27(Nummer der Quelle) **Steinsalz** kuriert Verdauungsstörungen, Schleim, Wind, kalte Erkrankungen, Meersalz ist weniger wirksam,

48.
Quellen: 3., 9., 26.
Stiefmütterchen (Viola tricolor)
aktiviert den Stoffwechsel, harntreibend, schleimlösend

verwendeter Bestandteil: Kraut, Blüten

Wirkungen: innerlich: Hautleiden, Ekzemen, Katarrh der Luftwege, **Rheuma,** äußerlich: Hautleiden

Verwendung: Tee als Aufguß, Umschläge,
Tee als Kur 8 Wochen morgens und abends eine Tasse trinken

Nebenwirkung: im seltenen Ausnahmefall allergische Hautreaktion, klingt nach Absetzen schnell ab,

3(Nummer der Quelle) innerlich (gesamte Pflanze) bei Bronchitis, Rheuma, Harnwegerkrankungen, Blutgefäßschwäche, bei Krankheiten des Autoimmunsystems,

49.
Quellen: 16.,
Feldulme (Ulmus)

wird häufig als Parkbaum verwandt, seine äußere Rinde hat zusammenziehende schweißtreibende Wirkung, Blätter sind Blutreinigungsmittel und werden als Tee bei Rheuma und **Gicht** angewandt,

die Rotulme (Ulmus rubra) – innerlich bei Gastritis, Dickdarmentzündung, spült Giftstoffe aus, ist heilungsfördernd,

50.
Quellen: 3., 9., 12., 20., 22., 24., 27.,
Wacholder (Junipersus)
Innerlich: harntreibend, verdauungsfördernd, blähungswidrig, desinfizierend, hautreizend, verdauungsfördernd, unterstützend bei Gicht und Rheuma, äußerlich bei Rheuma und Muskelschmerzen,

verwendeter Bestandteil: Beere

Wirkungen: innerlich Verdauungsbeschwerden, Völlegefühl, Blähungen, blutreinigend, **Rheuma, äußerlich als Einreibung bei Rheuma**

Verwendung: Tee als Aufguß, Wacholdersaft, Öl, Schnaps, Gewürz,

Nebenwirkung: **nicht bei Nierenerkrankungen und in der Schwangerschaft**, nierenreizend, nie länger als 6 Wochen einnehmen, leicht giftig

3(Nummer der Quelle) innerlich bei Blasen-, Nieren- und Harnröhrenentzündung, Rheuma, Gicht, Arthritis, äußerlich bei rheumatischen Schmerzen, da Wacholder ein Reizmittel ist, ist eine Mischung mit Mais (lindernd) zweckmäßig,

27(Nummer der Quelle) **Wacholder** kuriert Fieber der Nieren, Formen der Halsentzündung, Fieber im unteren ‚Teil des Körpers, wirkt gut aufs Herz und beruhigend auf den Geist

Eine Handvoll ins Badewasser bei Rheuma,
magenstärkend nach Kneipp – 19 Tage Wacholderbeeren essen wie folgt:
am 1. Tag vier, bis zum 10. Tag je eine Beere mehr, dann bis zur Menge von 4 Beeren täglich eine weniger,

bei Gicht: 50 g Wacholderbeeren, je 25 g Brennnesselblätter, Birkenblätter und Schafgarbenblüten,
für ½ l 2 Teelöffel der Mischung, drei Wochen täglich eine Tasse

bei Rheuma: Wacholderbeeren, Klettenwurzeln, Birkenblätter und Weidenrinde in gleichen Teilen mischen, mit kalten Wasser mischen, aufkochen, ziehen lassen, durch Sieb gießen, heiß schluckweise 3-4 Wochen morgens und abends je eine Tasse trinken,
alternativ zweimal täglich 5 Beeren langsam einzeln sorgfältig kauen, innerlich max. 4 Wochen anwenden,

Wacholderbeerentee gegen Rheuma, Wechselbeschwerden, Asthma,

24(Nummer der Quelle) **Wacholderbad** (2 Handvoll Wacholder in einem Liter Wasser 10 Minuten kochen, durchseihen und dem Badewasser zufügen) wirkt gegen Gicht und beruhigt den Magen

27(Nummer der Quelle) **Wacholder** kuriert Fieber der Nieren, Formen der Halsentzündung, Fieber im unteren ,Teil des Körpers, wirkt gut aufs Herz und beruhigend auf den Geist

51.
Quellen: 8., 16., 19., 24., 27.,
Walderdbeere (Fragaria vesca)
Walderdbeerblättertee
Adstringierend, mild harntreibend, abführend,

gegen Rheuma und
Frische Früchte ebenfalls gegen Rheuma, Gicht, Lebererkrankungen, Nierensteinen, Blasenerkrankungen, Prostatabeschwerden,

3(Nummer der Quelle) innerlich bei Gicht (Blätter, Wurzeln), bei Verdauungsstörungen, äußerlich bei Hautfehlern,

16(Nummer der Quelle) außer Früchten werden auch Wurzeln verwandt, Wurzelabkochung bei Rheuma, Gicht und Hautunreinheiten, harntreibend, Walderdbeeren sind zum Kochen ungeeignet; beim Kochen werden Bitterstoffe frei,

Gartenerdbeere wirkt schwächer, aber wirkt auch

27(Nummer der Quelle) **Erdbeere** (Walderdbeere) reinigt Kanäle, zieht überschüssige Flüssigkeit heraus

52.
Quellen: 24.

Walnußbaum (Juglans regia)
Walnuss - Schalentee
Täglich mehrmals bei Gicht trinken

53.
Quellen: 24.
Wasser
Bei Gicht täglich Wassertreten in kaltem Wasser

54.
Quellen: 3., 9., 23.
Wegwarte (Cichorium) auch als Küchenpflanze **Chicory** bekannt
harntreibend, verdauungsfördernd, appetitanregend, beruhigende Wirkung auf Leber und Galle,

verwendeter Bestandteil: Wurzel, Blätter

Wirkungen bei: Verdauungsbeschwerden, Völlegefühl, Leber- und Gallenerkrankungen, Stoffwechselkur, **Rheuma,** Bittertonikum, auch als für Kinder geeignetes mildes Abführmittel, Breiumschlag aus Blättern ist auch entzündungshemmend, aber schwächer als der aus Wurzeln,

Verwendung: Tee als Abkochung,

Nebenwirkung: es können im Ausnahmefall allergische Reaktionen auftreten

3(Nummer der Quelle) innerlich bei Leberbeschwerden, Rheuma, Gicht, Hämorrhoiden, in der ayurvedischen Medizin verbessert es die Körpersäfte,

55.
Quellen: 3., 9., 27.,
Weide (Salix)
schmerzstillend, entzündungshemmend, fiebersenkend, zusammenziehend,

verwendeter Bestandteil: Rinde

Wirkungen: Schmerzen, Kopfschmerzen, **rheumatische Beschwerden**, fieberhafte Erkrankungen

Verwendung: Rheuma- und Grippetees,

Nebenwirkung: nicht bei Schwangerschaft

3(Nummer der Quelle) salix alba (Silberweide), Blätter, Rinde innerlich bei Kolik (Blätter), Rheuma, Arthritis, Gicht, entzündlichen Phasen von Autoimmunkrankheiten (Rinde), Blätter für Aufgüsse/Tee, Rinde getrocknet für Absud,

27(Nummer der Quelle) **Weide** hilft bei gynäkologischen Erkrankungen, Weide ist förderlich bei Ödemen und Vergiftungen, **Weidenrinde** kuriert Erkrankungen der Kanäle, hilft bei Schwellungen,

56.
Quellen: 24.
Zitrone (Citrus limon)
Heilend, entzündungshemmend, harntreibend, kreislaufanregend,
Wirkt bei Rheuma, Gicht, Krampfadern, Hämorrhoiden, Venenentzündung

Nachstehend: Das Finden der Pflanze, Bekanntheit, Verwechslungsgefahr, Häufigkeit der Erwähnung der Wirksamkeit und zum Teil Giftwirkungen/Nebenwirkungen waren Gründe diese nachstehende dritte Gruppe zu bilden (**Nummer 57 bis 115**).

In dieser Gruppe können auch Kräuter rot und mit ??? markiert sein. Gründe für diese rote Markierung sind:

konnte zu wenig Kenntnisse dazu zusammentragen,

sie sind wegen beschriebener Risiken nur bedingt zu empfehlen,

beim selbst Sammeln bestehen Verwechslungsgefahren,

das Erlangen dieser Mittel ist schwierig.

Angelika siehe Engelwurz

57.
Quellen: 8.
Bachbunge (???)

zur Frühjahrskur blutreinigend gegen Rheuma

58.
Quellen: 3., 8., 30.,
Beinwell (???) (Symphytum officinale)
Schmerzstillend, krampflösend, erweitert Blutgefäße,
innerlich bei Migräne, Rheuma, Arthritis, Gicht, rheumatische Muskelverdickungen,
Frische **Beinwellblätter** als Wildsalatbeigabe gegen Rheuma, Wurzel getrocknet
30(Nummer der Quelle)Wurzel geschnitten, getrocknet, gemahlen als Breiumschlag gegen Gicht und Rheuma auf kranke Stelle gebunden, auch bei Stumpfschmerzen,

Nebenwirkungen: innerlich verwendet besteht erhöhtes Tumorrisiko und von Risiko von Leberschäden,

59.
Quellen: 24.
Banane (???)
Positive Wirkung bei Gicht

beachte: an anderem Ort werden Bananen in größerem Umfang bei Gicht schubfördernd angesehen,

60.
Quellen: 3., 26., 30.,
Bärlapp (Lycopodium clavatum)
Adstringierend, entzündungshemmend, blutstillend, lindernd, heilend,
Mittel gegen Rheuma und Gicht
1 Teelöffel des Krautes, ¼ l kaltes Wasser, zum Sieden bringen, 3 Tassen täglich, aber abwechselnd mit anderen Rheumateesorten trinken,

3(Nummer der Quelle) innerlich als Tee (aus Blättern) bei Rheuma, äußerlich bei Entzündungen der Brüste, Arthritis, Hämorrhoiden

30(Nummer der Quelle) innerlich als Tee, jedoch nie(!) gekocht, sondern nur überbrüht; auch bei Lebererkrankungen mit krankhaften Wucherungen der Leber, Leberzirrhose und Leberkrebs, kuriert äußerlich auch Fuß- und Wadenkrämpfe,

61.
Quellen: 28.,
Benediktenkraut (???) (Cnicus benedictus)
Harntreibend, sehr bitter, antiseptisch, antibiotisch, Magentonikum, schleimlösend, blutstillend, heilungsfördernd, fiebersenkend,

Tinktur in der Homöophatie gegen Leber- und Gallenleiden sowie Rheuma
Zu starke innerliche Anwendung führt zu Erbrechen,

62.
Quellen: 3., 8.,
Berberitze (???) (Berberis), auch Sauerdorn genannt, als Tee bei Rheuma und Gicht, Früchte nach dem ersten Frost gesammelt ergeben säuerliches Gelee bzw. Saft, Rinde und Wurzel zum Gelbfärben von Wolle, Leinen, Leder

3(Nummer der Quelle) innerlich bei Gallenblasenbeschwerden, in der ayurvedischen Medizin Lebertonikum und Entgiftungsmittel,

Beachte: die reifen Beeren sind **giftig**

63.
Quellen: 3., 27.,
Betelnuss (???) (Areca catechu)

als Räucherwerk bei Erkrankungen der Leber, oral gegen Gicht und Erkältung, bei Vergiftung, bei Ödemen, bei Tumoren,

3(Nummer der Quelle) in Veterinärmedizin gegen Bandwürmer, in traditionellen chinesischen Medizin zur Bekämpfung von Parasiten in Eingeweiden und bei Ruhr und Malaria (Samen), innerlich harntreibend, anregend, ausgereifte Früchte für Absude, Trockenpuder, Flüssigextrakte

verursacht Benommenheit

64.
Quellen: 3., 12., 22.,
Bittersüß (???) (Solanum dulcamara) auch bittersüßer Nachtschatten genannt,
Herzkräftigend, stärkt Immunsystem, kortisonähnliche Wirkung, entzündungshemmend, gegen Rheuma,
1 Teelöffel Bittersüß-Stängel für eine Tasse Tee, täglich nicht mehr als 3 g, mehr schadet Nebennieren, Beeren sind giftig,

3(Nummer der Quelle) innerlich und äußerlich bei Rheuma, Überdosierung senkt Herztätigkeit, Körpertemperatur, Delirium, Krämpfe und Tod, alle Pflanzenteile sind **giftig**

65.
Quellen: 3., 12.
Bockskornklee (Trigonella)
Gegen rheumatische Schmerzen, Stärkungsmittel, unterstützt Leber, sehr gut zur Verbesserung der Gehirntätigkeit (wenn Vergeßlichkeit, Gereiztheit, Konzentrationsschwäche, Schlafstörungen, Kopfschmerzen und Verstopfungen vorliegen); zweckmäßig ist in dem Fall aktivierten Bockshornklee aus der Apotheke – drei Kapseln täglich, bei Erschöpfung und Entzündungen 2 Kaspeln täglich,
Breiauflagen bei Rheuma aus 100 g fein gemahlenem Samen, ersatzweise Trigonella-Auflage aus der Apotheke in der das Mahlen, Kochen usw. schon vorweggenommen wurde,
ist auch Gewürz mit Selleriegeruch,

3(Nummer der Quelle) Küche – Samensprossen für Salate, stärkt Leber, Nieren, Fortpflanzungsorgane,
innerlich bei Alters-Diabetes, Magenschleimhautentzündung, unzureichender Milchbildung, bei Verdauungsstörungen, **Gicht** und Arthritis,
in der chinesischen Medizin bei Beschwerden, die mit Nieren zusammenhängen (Rückenschmerzen), vorzeitigem Samenerguß, schwachem Geschlechtstrieb, in der Medizin schon 1500 v.d.Z. bekannt,

66.
Quellen: 10.
Buche (Fagus)
Rotbuche (???), Buchenholzteer (gegen Hautleiden, Krätze), pilztötend, antiseptisch, juckreizstillend,

Buchenlikör
Reinigt Haut und Blut, lindert **rheumatische** Erkrankungen, 3 handvoll junge Buchenblätter mit 500 ml Korn oder Wacholderschnaps übergießen, 3 Wochen warm stehen lassen, dann mit 250 ml Zuckerlösung übergießen, abseihen und mit 125 ml Weinbrand auffüllen, nochmals mindestens 4 Wochen reifen lassen,
Achtung – Alkohol!

67.
Quellen: 1., 3., 5.,
Buchsbaum (???) (Buxus)
Buchsbaumblätter (2 Handvoll) in Olivenöl (1/2 l) einlegen, 3 Wochen warm und schattig stehen lassen, abseihen und Öl zum Einreiben der schmerzenden Körperstellen nehmen. Buchsbaum ist **giftig**, deshalb heute nur in der Homöopathie gegen Rheuma, in Haarwuchsmitteln, Gift zerstört Parasiten im menschlichen Körper,

68.
Buschwindröschen (???) (Anemone Nemorosa)
Antirheumatisch, **giftig**,
die gesamte Pflanze wird verwendet, äußerlich zur lokalen Massage (hat auch dabei ätzende Wirkung), wenn überhaupt, dann möglichst in hohen homöopathischen Verdünnungen verwenden,

69.
Quellen: 26., 28.,
Efeu (???) (Hedera helix)
Tee: 1 gehäufter Teelöffel der **Blätter** mit ¼ l Wasser überbrüht, 10 Minuten ziehen lassen, täglich 1-2 Tassen, Tee gegen Rheuma, äußerlich Blätter gegen Rheuma
beachte: Früchte sind stark **giftig,**

70.
Quellen: 3., 16., 30.,
Ehrenpreis (Veronica scrophulariaceae, **Veronica officinalis** und Veronicastrum virginicum – starkes Abführ- und Brechmittel),

Leber- und Gallenfunktion anregend, adstringierend, reinigend, schwach harntreibend, cholesterinsenkend,
wird bei Ausschlägen, Geschwüren, Bronchialkatarrh, Asthma, **Gicht** und Rheuma verwandt,

3(Nummer der Quelle) innerlich gegen Arthritis, Rheuma, heute Blätter in Teemischungen,
30(Nummer der Quelle) wird Allerweltsheil genannt, Zusatz zu Blutreinigungstees, bei Leber- und Milzleiden (Löwenzahnwurzeln, Huflattich Blätter, Spitzwegerich, Ehrenpreis 2:1:1:2) als Tee, zwei Tassen pro Tag schluckweise, Gicht- und Rheumaleidende (Tinktur: Gefäß voll Kraut mit 40% Alkohol – Obstler oder Branntwein aufgießen, 14 Tage ziehen lassen) äußerlich als Einreibung oder/und dreimal täglich 15 Tropfen in Tee oder Wasser; Tee aus frischem Ehrenpreis ist wirksamer,

71.
Quellen: 24.
Eisenkraut (Verbena officinalis)
Regt Leber-, Gallenblasenfunktion an,
Eisenkrauttee
Gegen starke Menstruationsbeschwerden, Durchblutungsstörungen, Akne, **Gicht**, Verstopfung

72.
Quellen: 15., 24.,
Engelwurz (Angelica archangelica)
auch edle Angelika genannt, weiße Blüten, dicken gerillten Stengel, Samen und Wurzel werden verwendet,
blähungstreibend, magenstärkend, krampflösend, aus Samen bereitetes Öl wird bei Rheuma zum Einreiben verwandt,
als Angelika-Bad lindert es Rheumabeschwerden, Rückenschmerzen, Krämpfe, Koliken und beruhigt von außen auch den Magen,

73.
Quellen: 27.,
Enzian (Gentiana lutea)
kuriert Fieber,
vielfarbiger **Enzian** (gentiana veitchiorum) **beseitigt Arthritis**
weisser **Enzian**: kuriert Schwellungen im Rachenbereich und der Gliedmaßen, Schwellungen auf Grund von Infektionen,

74.
Quellen: 9., 19.,
Erdrauch (???) (Fumaria)
Erdrauchkraut,

krampflösend, blutreinigend, harntreibend, stoffwechselanregend

Wirkungen: innerlich bei krampfartigen Beschwerden der Gallenblase, Gallenwege und des Magen-Darm-Traktes, unterstützend bei **rheumatischen Erkrankungen**, äußerlich bei Ausschlägen und Hautunreinheiten,

Verwendung: in Teemischungen (mit Schöllkraut, Pfefferminze, Kamille, Tausendgüldenkraut), in geringer Menge in Salaten, als Tee,

Nebenwirkungen: enthält Fumarin, das ist giftig,

75.
Quellen: 24.
Essigbad
½ L Apfel- oder Obstessig je Wanne wirkt gegen Nervosität, rheumatische Beschwerden

76.
Quellen: 3., 9.
Eukalyptus (Eucalyptus dives), auch Fieberbaum genannt
Aseptisch, entzündungshemmend,

Verwendet werden Blätter, Rinde, Harz (Kino genannt), äußerlich bei Bronchitis, Mund- und
als Salbe bei rheumatischen Beschwerden, nicht (!) als Tee verwenden,

77.
Quellen: 26.,
Farnkraut (???)
Äußerlich gegen Muskel- und Gelenkrheumatismus, ein Farnwedel unter das Leinentuch des Rheumapatienten, Schmerzen werden zunächst heftiger, sobald Farn getrocknet ist durch neuen ersetzen,

78.
Quellen: 4., 9.,
Faulbaum (???) (Rhamnus frangula=gemeiner Faulbaum, analog auch R. purshiana= amerikanischer Faulbaum)
Innere Rinde wird verwendet,
adstringierend, antiseptisch, regt Leber und Galle an, Abführmittel,

innerlich bei Verstopfung, Zirrhose, Gelbsucht, Leber- und Galle-Beschwerden, äußerlich bei Parasiten der Kopfhaut,

Faulbaumrindentee (???)
(mindestens 1 Jahr gelagert) bei Rheuma; nur kurzzeitig anwenden, Nebenwirkungen, Bestandteil von Leber- und Galletees,

79.
Quellen: 8.,
Fichtennadel-Badezusatz gegen Rheuma

80.
Quellen: 1., 3., 8., 9.,
Giersch (Aegopodium podagraria),
bzw. auch Geißfuß, Podagra-, Zipperlein- oder Gichtkraut, genannt wird vielfältig angewandt. Es ist ein altes wirksames Mittel bei Gicht und Rheumabeschwerden.
Beruhigend, entzündungshemmend, harntreibend,

frische junge Blätter vor der Blüte als **Salat** (wohlschmeckend und sehr gesund) bewirkt das Ausscheiden von Harnsäure und ist so ein wirksames Mittel gegen **Gicht** und Rheuma.

aus den frischen gesunden Blättern der blühenden Pflanze wird ein **Tee** bereitet (2 Teelöffel der Droge auf eine Tasse). Zwei Tassen täglich trinken.

die gereinigten weit verzweigten Wurzeln aber auch die Blätter werden als Badezusatz verwandt.

bei akuten Entzündungen an Fingern oder Fußzehen werden frische Blätter zerdrückt und als Umschlag verwandt.
5(Nummer der Quelle) sehr empfohlen;

3(Nummer der Quelle) Medizin innerlich bei Gicht, Ischias, äußerlich bei **Gicht**, Hämorrhoiden, in Homöopathie bei Rheuma und Aerthritis,

5(Nummer der Quelle) Giersch-Tee (**Vorsicht beim Sammeln - nicht mit dem tödlich giftigen Schierling verwechseln**) (???), 1 gehäufter Teelöffel getrockneter Giersch mit ¼ l Wasser überbrühen, zwei Wochen mit je 3 Tassen kuren, nicht länger,

junge Blätter (April/Mai) für Wildkräutersalat und ältere Blätter zum Würzen von Suppen und Gemüsegerichten,

81.
Quellen: 16., 19., 26.,

Besenginster (???) (Cytisus scoparius)
Narkotisch, schränkt Atmung ein, steuert Herztätigkeit,

innerlich bei Herzbeschwerden,

Abkochung aus den blühenden Zweigen wirkt harntreibend, entgiftend, blutreinigend, sehr starkes Mittel, Überdosierungen sind sehr gefährlich, ist ein Kreislauf stärkendes Mittel, wirkt positiv auf das Gefäßsystem, angewendet bei Gicht, Nierenentzündung und chronischem Rheuma, Samen sind sehr giftig, darf nur von Heilpraktikern verabreicht werden,

26(Nummer der Quelle) 1 Teelöffel getrocknetes Kraut mit 1 Tasse kochendem Wasser überbrüht, sofort abgeseiht, nicht mehr als eine Tasse täglich, nach einer Woche mindestens 4 Wochen Pause einlegen,

82.
Quellen: 1., 4., 11., 24.,
Heidelbeerblätter (???)

(Blätter gesammelt bevor die Früchte reif sind) wirken **auch** bei **Gicht**- und Rheumaleiden. Blätter nicht bei Zuckerkrankheit, nicht über sehr langen Zeitraum – es können chronische Vergiftungen dabei auftreten;
blutzuckersenkend, harntreibend,

Blätter trocknen, dürfen nicht braun werden, Blätter nicht längere Zeit verwenden,

Als Tee-Bestandteile bei rheumatischen Beschwerden. Sie wirken vorrangig bei Zuckerkrankheit, Nieren- und Blasenleiden (auch akuten Entzündungen, bei Blasenschwäche im Alter).

7(Nummer der Quelle) Heidelbeerblätter sind als Tee ungeeignet. Kulturformen haben nicht die genannten Wirkungen.

83.
Quellen: 24., 30.,
Johanniskraut (Hypericum perforatum)
Adstringierend, entzündungshemmend, antiseptisch,
Ganze Pflanze verwendbar,
in Medizin innerlich bei Ischias, Gürtelrose, Äußerlich bei tiefen und schmerzhaften Wunden, Ischias, Tennisarm, Einreibemittel bei Rheuma, Ischias,

Johanniskrautbad
Wirkt bei Kopfschmerzen und **Gicht**

84.
Quellen: 3., 11.,
Kalmus (Acorus calamus)
Beruhigend, antibiotisch, möglicherweise toxisch/karzinogen, die Wurzel wird verwandt,

in der Medizin: innerlich bei Verdauungsbeschwerden (es hilft bei der Verdauung von Milchprodukten), Bronchitis, Nebenhöhlenentzündung, hilft bei Getreideunverträglichkeit bei Kindern,
äußerlich bei **Rheuma**, Hautausschlägen,

verwendet: **Kalmuswurzel**,

85.
Quellen: 28.,
Kastanie (???) (Aesculus Hippocastastanum=Rosskastanie)
Bitter, adstringierend, fiebersenkend, harntreibend, entzündungshemmend,

Rinde, Blüten, Früchte als Tee, Tinktur, mehliges Naturheilpräparat gegen Venenleiden und Rheuma, **leicht giftig!** Samen werden vor Gebrauch gehackt, geröstet und für Absud verwandt,

86.
Quellen: 3., 16.,
Große Klette (Arctium)
Entzündungshemmend, beseitigt bakterielle Infektionen, Samenextrakte der Klette senken Blutzuckerspiegel,

in der Küche verwandt wie Stangensellerie (Stiele junger Blätter, Wurzeln roh zu Salat, Wurzel gekocht wie Möhre,

in Medizin bei Hautkrankheiten, Entzündungen, chronischen Vergiftungen, Rheuma, **Gicht**, Furunkel,

verwendet werden frische Blätter, Wurzeln (getrocknet), Früchte, wirkt harntreibend, als Tee oder Tinktur gegen Rheuma, als Umschlag zusammen mit Olivenöl gegen Furunkel,

87.
Quellen: 2.,
Lärche (Larix)

Harntreibend, adstringierend, heilungsfördernd

Verwendet werden Rinde, Harz (Saft)
In der Medizin innerlich Rinde bei Bronchitis, Entzündung der Harnwege, Harz/Saft bei Phosphorvergiftung,

äußerlich Lärchensaft (???) (Saft aus angebohrtem Stamm) bei Rheuma und Hautproblemen, Rinde bei infizierten Wunden,. Ggf. allergische Hautreaktionen. (wegen des Schadens am Baum nicht empfohlen)

88.
Quellen: 4.
Linde (Tilia cordata)
Lindenblättertee kann Schmerzen lindern

89.
Quellen: 3., 24.
Lorbeer (Laurus)
Antiseptisch, anregend,

in Küchr bei Soßen, Suppen, Eintöpfen, Süßspeisen,
in der Medizin innerlich bei Verdauungsstörungen, Koliken, Blähungen,
äußerlich bei Rheuma,

Lorbeerblättertee
Wirkt bei Asthma und Rheumabeschwerden

90.
Quellen: 1., 8.,
Löffelkraut (???)
(unter Naturschutz und kaum zu finden). Speziell gegen Rheuma und **Gicht** sowohl als Einreibung als auch als Salat (mit Löwenzahn), als „Konserve" aus zerquetschten frischen Blättern und Zucker – immer nur ein Löffel voll.

91.
Quellen: 3., 9., 19.,
Mädesüß (Filipendula ulmaria)
harntreibend, schweißtreibend, wirkt wie Aspirin, adstringierend, säurebindend, lindert und heilt Schmerzen in Gelenken und Verdauungtrakt, gegen Übersäuerung,

verwendeter Bestandteil: gesamte Pflanze, Kraut, Blüten

Wirkungen: innerlich bei **Rheuma**, fiebrigen Erkältungskrankheiten, Grippe, Blutreinigung, Gastritis, Ruhr, rheumatischen und Gelenkschmerzen,

eines drei heiligen Kräuter der Druiden,

Verwendung: Bestandteil von Teemischungen,

92.
Quellen: 3., 26.
Mariendistel (Silybum marianum)
Harntreibend, **regeneriert Leberzellen**,

gesamte Pflanze verwendbar,

Mittel bei Leber- und Gallenbeschwerden, bei Fettleber, bei Leberfolgeschäden durch Hepatitis, bei Muskelrheuma, Zirrhose, Vergiftungen durch Alkohol, Drogen, Chemikalien,

alle Pflanzenteile für Aufgüsse und Tinkturen,

in der Küche Blütenköpfe wie Artischocken, junge Blätter wie Spinat,

Tee gegen Rheuma:
1 Teelöffel der Früchte mit ¼ l kochendem Wasser übergießen, 10-20 Minuten stehen lassen, morgens nüchtern trinken, mittags ½ Stunde vor dem Essen und abends vor dem Schlafengehen je eine Tasse

93.
Quellen: 3., 27.,
weiße **Maulbeere** (Morus alba)
schweißbildend, antibakteriell, antirheumatisch (Zweige), kühlend (Blätter), schleimlösend, harntreibend (Wurzelrinde), kräftigend für Nieren (Früchte),

Küche Früchte frisch verzehrt oder zu Gelee, Marmelade verarbeitet,

Medizin innerlich bei Erkältung, Grippe, Infektion der Augen (Blätter), Rheuma (Zweige), Husten, Bronchitis, Asthma (Wurzelrinde), Harninkontinenz, Ohrensausen, vorzeitiges Ergrauen, Verstopfung bei älteren Menschen (Früchte),

27(Nummer der Quelle) beim Schälen des Holzes übrig bleibenden Reste kochen ergibt teerartige Flüssigkeit, hilft bei

Knochenfieber, ihr Blatt heilt Fieber der normalen Erkältung und Fieber der Leber,
die Samen heilen Niere und Leber, sind hilfreich bei Diabetes, ungenauer Sicht und Klingeln in den Ohren (Tinnitus), der Stamm kuriert Elefantitis, und **Arthritis,** beseitigt Fieber der K**nochen und Gelenke,** sorgt für Biegsamkeit der Sehnen und Gelenke, die Wurzelrinde kuriert Lungenkrankheiten,

94.
Quellen: 11.
Meisterwurz
Gesammelt Wurzelstock, März-April, Sept.-Okt., trocknen, harntreibend gegen **Gicht** und Rheuma

95.
Quellen: 24.
Melisse (Melissa), auch Zitronenmelisse
Beruhigend, fiebersenkend, verdauungsfördernd, krampflösend, virizid, antibakteriell, insektenabweisend

In der Küche frische Blätter für Salate, Suppen, Saucen, …

In der Medizin innerlich bei Gicht, Verdauungsstörungen, nervösen Störungen – auch bei Kindern, Depressionen, Angstzuständen, Spannungsschmerz,
äußerlich bei **Gicht,** Herpes, auch verwendet in der Aromatherapie

Mellissen-Bad
Entspannt, löst Krämpfe, wirkt bei Streß und Rheuma

96.
Quellen: 23.,
Katzenminze (Nepeta cataria)
Schweißtreibend, krampflösend, appetitanregend,

junge Sprossteile für Salate,
gegen Hämorrhoiden, Tinktur zum Einreiben bei Rheuma, Arthritis

97.
Quellen: 24.
Quendel (Thymus serpyllum), siehe auch Thymus vulgaris=Thymian
Harntreibend, schleimlösend, krampflösend, verdauungsfördernd, stark antiseptisch, heilungsfördernd,

in der Küche wie Thymian

in der Medizin **innerlich** bei Bronchitis, Keuchhusten, Verdauungsstörungen, Blähungen, Koliken nachübermäßigen Alkoholgenuß, äußerlich bei **Rheuma,**

Quendeltee
Hausmittel bei Angina, Akne, Arthritis, **zu niedrigem Blutdruck,** Müdigkeit, Durchblutungsstörungen, Ekzemen und **Rheuma**

98.
Quellen: 27.,
Sadebaum (???) (Juniperus, sabina), siehe auch (Nr. 50)
Stärker wirkend als Junipersus (Wacholder).
Für innere Anwendung wird diese Wacholderart heute als sehr giftig angesehen,

Samen
27(Nummer der Quelle) beseitigen das Zurückhalten unnötiger Dinge, es heilt bei **Gicht**, Erkrankungen der Leber, Lunge, Galle, haben warme Wirkkräfte, binden und sammeln im Körper verstreute Galle, unterdrücken die in Körper verbliebene Galle, wirken förderlich bei Hämorrhoiden

99.
Quellen: 11.
Sandsegge
Wurzel – gesammelt März/April, verwendet frisch und getrocknet,
harntreibend, blutreinigend,
Bronchitis, **Gicht,** Rheuma,

100.
Quellen: 26.,
Schlehdorn (Prunus spinosa)
Entgiftend, harntreibend, magenstärkend, leicht abführend

Tee gegen rheumatische Beschwerden: 1 Teelöffel Blüten mit einer Tasse kochendem Wasser übergießen, gleich absehen, täglich 2 Tassen mit Honig gesüßt trinken,
nicht bei Durchfall anwenden,

101.
Quellen: 11.,
Schöllkraut (???) (Chelidonium majus)
beruhigend, krampflösend, gallenflussfördernd, reinigend, entzündungshemmend, kreislauffördernd, harntreibend, abführend,

in der Medizin innerlich bei **Gicht,** Rheuma,
Gallengangentzündung, Gelbsucht, Hepatitis, Arthritis,
Reizhusten,
verwendet bei Leber- und Gallenleiden, Krämpfe im Magen- und
Darmbereich,
dem Schöllkraut wird große Heilwirkung zugeschrieben,

giftig,
Überdosierung: Schläfrigkeit, Brennen im Mund, Schmerzen und
Blasenbildung im Mund, Magenschmerzen, Erbrechen, Durchfall,
Nierenschädigung, Kreislaufstörung, Tod

Äußerlich: bei grauem Star, Augenentzündung, Warzen,

102.
Quellen: 3., 11.
Schwarzpappel (Populus nigra), wirkungsgleich Populus alba=Silberpappel
Adstringierend, harntreibend, entzündungshemmend, schmerzlindernd, blutreinigend

In der Medizin innerlich bei rheumatischer Arthritis, Gicht,
Fieber, Harnbeschwerden, Verdauungsstörungen, Debilität,
Hämorrhoiden, infizierten Wunden, Verrenkungen,

Gesammelt noch geschlossene Winterknospen, März-April,
trocknen, trocken in geschlossenen Gefäß aufbewahren,
senkt Blutharnsäure, scheidet stark Harnsäure aus, angewendet
bei Gelenkrheuma (Polyarthritis), Erkrankungen der
Harnorgane, äußerlich als Pappelsalbe bei Verbrennungen,
Hämorrhoiden, Wunden und Entzündungen

keine Nebenwirkungen

103.
Quellen: 1., 3., 5., 8., 11., 23., 24., 27.,
Senf (???) (Brassica alba= weißer Senf, B. nigra=schwarzer
Senf, B. juncea= indischer Senf)

In der Küche heute überwiegend indischer Senf angewandt

Senfkörner
gemahlen, mit kaltem Wasser zu Brei verrührt als Umschlag auf
schmerzende Stelle. Vorsicht, evtl. hautreizend,
Wirkt bei Ischias, Rheuma, Lungenentzündung und fiebriger
Bronchitis als Umschlag. 5.= als Auflage sehr empfohlen;
Schwarzer Senf, Samen werden Juli-September geerntet,

Nebenwirkungen: zu hohe Dosierung kann bis zur Gewebezerstörung führen, innerlich kann es zu einer Vielfalt von Schmerzen, dauerhafter Nierenschädigung, Koma und Tod führen

3(Nummer der Quelle) schwarzer Senf äußerlich bei Rheuma als Senfpflaster und Badezusatz,

23(Nummer der Quelle) schwarzer Senf ist verdauungsfördernd, leicht abführend, Senfpflaster auf schmerzende Stelle legen, Überdosierung meiden,

23(Nummer der Quelle) weißer Senf (wie schwarzer Senf)

24(Nummer der Quelle) lauwarmes Senfbad (200 Gramm Senfmehl je Wanne) gegen Rheumatismus, Grippe, unterstützt Herz

27(Nummer der Quelle) **Senfwickel** helfen gegen verstreute Erkrankung der Gelenke,
Weisser **Senf** sammelt im Körper verstreute Vergiftungen, kuriert Erkrankungen der Nieren, der Lymphflüssigkeit, hilft bei Infektionen und ist ein Aphrodisiakum

104.
Quellen: 3., 8.,
Silberweide (Salix alba)
Silberweidenrinde
Adstringierend, bitter, schmerzlindernd, entzündungshemmend, fiebersenkend,

verwendet wird bei Rheuma, **Gicht** die im Sommer gewonnene (entfernte) Rinde der Weide (frisch oder getrocknet angewendet (u.a. als Absud),

in der Medizin gegen Rheuma (entzündungshemmende Wirkung), **Gicht**, Arthritis, entzündlichen Phasen der Autoimmunkrankheiten,

105.
Quellen: 8., 11.
Hoher **Steinklee** (Melilotus officinalis)
Beruhigend, harntreibend, krampflösend, schmerzlindernd, schleimlösend, entzündungshemmend, beugt Thrombosen vor,

in der Küche getrocknete Kräuter würzen Marinaden,
in der Medizin innerlich bei Kopfschmerzen, Krampfadern, vorbeugend gegen Thrombose, äußerlich bei rheumatischen

Schmerzen, geschwollenen Gelenken, (Rheuma und **Gicht**), schweren Quetschungen, Verbrühungen, Wundrosen,

Gesammelt 20 cm lange Blütenzweige, gebündelt, trocken, riecht waldmeisterartig, vor Blüte ernten,
Anwendung als Aufguß bzw. äußerlich als Kompresse

106.
Quellen: 27.,
Storchenschnabel (???)

bei Stimmverhaltung, Erkrankungen der Lunge
Storchschnabel (geranium orientale-tibeticum und geranium pratense) förderlich bei Epidemien, kuriert gestörtes Blut, Erkrankungen der Augen, Krankheiten durch Mikroorganismen verursacht, der Lymphflüssigkeit, Lungenkrankheiten, Schmerzen des Brustkorbes, an Rippen und Gelenken, Schmerzzustände bei chronischen Fieber, Erkrankungen durch schlechte Ausleitung der reinigenden Organe,

107.
Quellen: 23.,
Süssholzwurzel (Glycyrrhiza glabra)
entzündungshemmend, schleimlösend, erfrischend, Nebennieren anregend, mildes Abführmittel, Leber entgiftend, besitzt Kortison-artige Wirkungen, gilt in der chinesischen Medizin lebensverlängernd,

innerlich bei Arthritis, entzündeten Gelenken, Husten, Magengeschwüren,
äußerlich bei Herpes

Wurzel wir gekocht bzw. getrocknet verwendet,

nicht bei Schwangerschaft verwenden!

108.
Quellen: 24.
Tausendgüldenkraut (Centaurium erythraea=auch Fieberwurz genannt)
Tausendgüldenkraut Tee
Bitter, fiebersenkend, regt Leber und Gallenblase an, gesamte Pflanze wird verwendet, blühend im Sommer schneiden,

innerlich bei Verdauungsstörungen, Leber- und Gallenbeschwerden, Hepatitis, Gelbsucht, Viruserkrankungen, fieberhaften Erkrankungen,
Entgiftet und hilft bei Rheumabeschwerden

109.
Quellen: 12., 22.,
Teufelskralle
Blockiert schmerz- und entzündungsfördernde Substanzen, erfolgreich bei Störungen des Stoffwechsels,
Bestandteil von Rheumamitteln,

Teekur: 4 Wochen drei Tassen täglich – je Tasse ein Teelöffel getrocknete Wurzel, kalt ansetzen und bei geringer Hitze köcheln lassen,

anderes Rezept:
1 Teelöffel der Schnittdroge je ½ l Wasser, über Nacht stehen und ziehen lassen, abseihen, vor Mahlzeit je eine Tasse kalt trinken, als Kur unbedingt mindestens 3 Wochen,

Nicht bei Geschwüren und Gallensteinen,

110.
Quellen: 23.,
Thymian (Thymus)
Antiseptisch, desinfizierende Wirkung, Kraut auch gegen Rheuma

111.
Quellen: 11., 27.,
Vogelknöterich
Blühendes Kraut, Mai-November, keine staubigen Teile sammeln, soll beim trocknen Farbe behalten, zusammenziehend, harntreibend, kapillarabdichtend, gefäßverengend, gegen rheumatische Beschwerden

27(Nummer der Quelle) **Vogelknöterich** wirkt bei Infektionen der Harnwege, schmerzhaften Wasserlassen, Hepatitis, Störungen der Lymphflüssigkeit,

112.
Quellen: 3., 23.,
Vogelmiere (Stellaria media)
Harn- und schweißtreibend, wundheilend, adstringierend, schmerzlindernd, blutreinigend, antirheumatisch

innerlich bei Rheuma,
äußerlich bei Ekzemen, Hautproblemen, Schuppenflechte, Scheidenkatarrh,

Pflanze schneiden und für Saft oder Umschläge frisch verwenden, getrocknet für Aufgüsse, Extrakte, keine zeitlichen Einschränkungen für die Ernte/Nutzung

23(Nummer der Quelle) Als Badezusatz (frisch aber auch getrocknete Pflanze) bei rheumatischen Erkrankungen,

113.
Quellen: 11., 22.,
Weidenrinde
von 2-3 jährigen Zweigen, Ringelschnitt, lufttrocknen, nachtrocknen,
März-Juni

Fiebersenkend, Salizylsäure enthaltend, Bestandteil von Rheuma- und Grippetees

Es geht auch statt Weidenrinde eine Mischung aus Blättern und dünnen Zweigen.

1 ½ Teelöffel Feinschnitt pro Tasse, kalt aufsetzen, zum Sieden bringen, 10 Minuten ziehen
lassen, abseihen, 3-5 Tassen über den Tag verteilt trinken,

Weidenrindentee, täglich dreimal eine Tasse bei Arthrosen,

114.
Quellen: 27.,
Weizen
wirkt gegen Winderkrankungen, bindet Gifte in Gelenken, hilft bei Gallekrankheiten

115.
Quellen: 11., 23.,
Zitronenmelisse,
Blätter, Juni-August, Triebe 10 cm über Boden abschneiden, Blätter abstreifen, trocknen,
beruhigend, krampflösend, blähungstreibend, gegen nervöse Störungen des Magens, Bestandteil von Beruhigungstees, äußerlich bei Nervenschmerzen und Rheuma

Zinnkraut siehe Ackerschachtelhalm

3. Teemischungen gegen Rheuma bzw. Gicht

Nach den Bestandteilen sind die Mischungsverhältnisse angegeben.

1. gelegentlicher Tee
Holunderblüten, Schachtelhalm, **Brennnessel**blätter, **Löwenzahn**wurzel mit Kraut
1:1:1:1

2. gelegentlicher Tee
Wacholderbeeren zerstoßen, **Brennnessel**blätter, Birkenblätter, Hagebuttenfrüchte mit Samen, Pfefferminzblätter
1:1:1:1:1

3. gelegentlicher Tee
Schafgarbenkraut, Schachtelhalm, Weidenrinde, Birkenblätter, **Löwenzahn**wurzel mit Kraut
1:1:1:1:1

4. gelegentlicher Tee
Brennnesselblätter, **Löwenzahn**wurzeln mit Kraut, Birkenblätter, Schlehenblüten, Fenchelfrüchte, Ackerstiefmütterchen-Kraut
2:2:2:1:1:2

5. gelegentlicher Tee (Wacholder reizt die Nieren, deshalb nicht längerfristig nutzen)
Wacholderbeeren, Ackerschachtelhalm, **Brennnessel**kraut, **Löwenzahn**wurzel mit Kraut
1:1:1:1

6. gelegentliche Tee
Weidenrinde, Bittersüß (giftige Pflanze), **Brennnessel**kraut, Birkenblätter, Hagebutte
1:1:1:1:1

7. gelegentlicher Tee
Löwenzahnwurzel, Pfefferminzblätter, rote Malvenblüte (Stockrose), Hagebutte mit Samen, – 1 Teelöffel für 1-2 Tassen, ungesüßt je Tag,
4:1:1:1

8. **Rheumatee-Kur**
Löwenzahnblätter, Birkenblätter, **Brennnessel**blätter, Zinnkraut (Ackerschachtelhalm), 20 g Heidekraut und –blüten,

davon einen Teelöffel auf einen 1/8 Liter, Tee über längere Zeit täglich getrunken hilft gegen Rheuma,
3:5:5:3:2

9. Tee für eine langfristige **Rheumatee-Kur**
Löwenzahnkraut, Ackerschachtelhalm, **Brennnessel**kraut, Birkenblätter, Hagebutten
1:1:1:1:1

10. **Rheumatee-Kur**
Apfelschalen, Birkenblätter, **Brennesseln**, Besenginster, Heidekraut, Johannisbeerblätter.
1:1:1:1:1:1

11. **Rheumatee-Kur** (4 mal jährlich 3 Wochen täglich drei große Tassen)
Lindenblätter, Wacholderbeeren
2:1,
1 EL Trockenmasse für ½ l Wasser

12. Tee zur 4-wöchigen **Rheumakur**
Brennnesselkraut, **Löwenzahn**wurzel, Zinnkraut, Birkenblätter, Hagebutten mit Samen
4:4:2:1:1,
2 Teelöffel mit kochendem Wasser übergießen, 15 Minuten ziehen lassen, 3 mal täglich eine Tasse über 4-5 Wochen trinken

13. Tee zur **Blutreinigung**
Erdrauchkraut, **Löwenzahn**wurzel mit Kraut, Schafgarbenkraut
5:3:2

14. **Reinigungstee**
Erdrauchkraut, Ringelblumenblüten, Bittersüß, **Brennnessel**, Pomeranzenschale
1:1:1:1:1,
als Reinigungstee vier Wochen dreimal täglich eine Tasse (1 Teelöffel der Trockenmischung pro ¼ l,

15. Tee bei **Muskelrheuma** und Muskelschmerzen, Wacholder reizt die Nieren, deshalb nicht längerfristig nutzen
Wacholderbeeren, Klettenwurzeln, Birkenblätter, Weidenrinde
1:1:1:1

16. Tee **Stoffwechsel aktivierend**
Holdunder-Blüten, Hauhechelwurzel, Birkenblätter, Ackerschachtelhalm
3:3:2:2

17. Tee für die **Frühlingskur**
Birkenblätter, **Löwenzahn**wurzel mit Kraut, Holunderblüten,
Brennnesselkraut, Salbeiblätter,
8:3:3:3.:3,
6 Wochen lang täglich 3 Tassen als Frühlingskur

18. Anti-**Ischias**-Tee
Ehrenpreis, Birkenblätter, Wacholder, Bohnenschalen,
Stiefmütterchen, Hauhechel, Baldrian, Hopfen
1:1:1:1:1:1:1:1:1

19. Tee gegen Gelenkrheumatismus
Weidenrinde, Pappelrinde, Mädesüß-Kraut, Sandseggen-Wurzel,
Stiefmütterchen, Binsen- und Schilfwurzel,
1:1:1:1:1:1:1

20. **Gicht-Tee** (max. 3 Wochen)
Wacholderbeeren, Lavendelblüten, Faulbaumrinde,
Sennesblätter, Laubkraut
5:4:3:3:1

21. **Arthritis-Tee-Kur**
abwechselnd trinken: Pappelrindentee, Weidenrindentee,
Mädesüß-Kraut-Tee, Sandseggen-Wurzeltee, Binsenwurzeltee,
Schilfwurzeltee

4. Sonstiges gegen Rheuma

1.
Salatmischungen gegen Rheuma
Löwenzahn-Brennnessel-Birkenblätter 1:1:1

2.
Öle gegen Rheuma
Johanniskraut- bzw. Eukalyptusöl aus Apotheke,
Lavendelöl,
Majoran Öl gegen Rheuma,
Muskatöl gegen Rheuma,
Rosmarinöl gegen Rheuma,
Sassafrasöl gegen Rheuma,
Zitronenöl gegen Rheuma,
Fichtennadel Öl gegen Rheuma,
Ingweröl bei Rheumabeschwerden,
Kümmelöl bei Rheumabeschwerden,
Lorbeer-Öl gegen Rheumaschmerz,

3.
Salben gegen Rheuma
Arnika- und Ringelblumensalbe,
Ingwercreme gegen Rheuma,

4.
Spiritus gegen Rheuma
Senfspiritus und Ameisengeist,
Kampferspiritus,
Franzbranntwein (aus Apotheke) Mittel gegen Rheuma,
Aromaessenz aus Cajeput gegen Rheuma,
Essenz aus Cassia-Blüten nutzen Schamanen gegen Rheuma,
aber nicht bei Keuchhustenerkrankung,
Johanniskraut als Weingeistauszug gegen **Gicht** (schmerzstillend),

5.
Bäder gegen Rheuma
Moor- und Schwefelbad gegen Rheuma,
Rosmarin - eine Handvoll in ein Säckchen und dies ins Badewasser legen gegen Rheuma,
Wacholder - eine Handvoll ins Badewasser bei Rheuma,
Moorbadkur bei Arthrosen,

6.
Auflagen gegen Rheuma
Meerrettich-Auflage gegen Rheuma, ¼ Stange reiben, mit 2-3 Teelöffel Wasser versetzen, auf Leinentuch messerrückendick auftragen, max. 5 Minuten auf schmerzende Stelle auflegen, **Leinsamensäckchen**, in heißem Wasser erwärmt auflegen bei Rheuma, Ischias,
Kompresse mit **Melissen-A**ufguss bei Rheuma und **Gicht**
18.= 100 g grüne Tonerde, 100 g pulverfeiner Geißbart (Pflanze), 50 g pulverfeines Heidekraut. 50 g Eschenpulver mit lauwarmen Wasser vermengen. Bandagiert über Nacht wirken lassen; statt dessen auch Heidekrautkissen,
23(Nummer der Quelle)Leinensamensäckchen auflegen,

7.
Fasten gegen Rheumatismus (=17.)
Wird als Heilreiz angesehen

8.
Kräuter-Diät gegen Rheuma (=17.)
Knoblauch, Zwiebel, Kresse, Porree, Senf, Myrrhe-Kraut, Bertram, Majoran, Minze, Wasserminze, Thymian frisch in der Diät mit verwandt soll helfen,

9.
Heiße Bäder (=17.)
Mit einer Temperatur von 38 Grad und Kräuterzusätzen wird gegen Rheuma empfohlen (besonders jedoch: Mischung aus Algen und Salz) oder Moorbäder; **jedoch nicht** bei entzündlichen rheumatischen Erkrankungen; hierbei wird Kälte verordnet (Eisauflagen, kalte Umschläge)

10.
Klistier gegen Rheuma (=18.)
Wasser, Salbei, Wacholderbeeren 50:1:1, kochen abseihen, Salz zugeben und rühren bis sich Salz vollständig gelöst hat,

11.
Waschung (=24.)
der vom Gelenkrheuma betroffenen Stellen täglich einmal mit Essigwasser

12.
Essigwaschung bei Arthritis (=24.)
Betroffene Stellen mehrmals täglich

13.
Akupressuren
Helfen, bedürfen jedoch entsprechende Kenntnis je Erkrankungsfall

14.
Bienengift-Salbe
Hilft bei Arthrosen und Arthritis, es regt die körpereigene Kortison-Bildung an; das körpereigene Cortison besitzt im Gegensatz zu Verabreichungen von außen keine schädlichen Nebenwirkungen;

Durch Bienengift werden Gefäße erweitert und die Durchblutung gefördert, Wärmegefühl und Rötung treten auf, Abbauprodukte werden besser abgeführt, Entzündungen werden mit Abwehrstoffen versorgt und heilen; Injektionen von Bienengift sind Sache des Arztes; in gleicher Weise hilft es bei Ischias

15.
Apfelessig
Altes Hausmittel bei Gelenkschmerzen/Arthritis ist 1 Glas Wasser mit 1-2 TL Apfelessig und 1 TL Honig zu den Mahlzeiten trinken (über langen Zeitraum). Bei Besserung reduzieren auf ein Glas morgens. Bei akuten Beschwerden pro Stunde 1 Glas mit 1 TL Apfelessig bis zu 7-mal täglich. Auch ein Glas Tomatensaft mit 1-2 TL Apfelessig ist lindernd.

5. Rheumaschübe fördern:

1.
Liebstöckel, harntreibend, reinigend, schweißtreibend, verdauungsfördernd, Kreislauf
anregend, wird angewandt bei Verdauungsstörungen, Appetitlosigkeit, Blähungen, Koliken, Bronchitis, Harnwegserkrankungen,

2.
Schweinefleisch,

3.
Alkohol,

4.
Innereien,

5.
Guter Heinrich (Chenopodium bonus-henricus) wird als Salat verwendet,
schädlich bei Nierenerkrankungen und Rheuma, empfohlen bei anämischen Erkrankungen

Deshalb sollten diese auf dem Speiseplan bei Rheuma-Erkrankung gestrichen werden.

Bei Gicht zu verzichten auf

6.
Schweine- und Rindfleisch sowie

7.
Alle Wurstsorten

8.
Erbsen, Linsen, Bohnen

9.
Hühner- und Gänsefleisch

10.
Fischkonserven, gebratener Fisch, Kaviar

11.
Fettreiche Milchprodukte

12.
Zucker und Süßes aller Art

13.
Alkohol, Limonaden, Fruchtsaftgetränke

14.
Medizinal-Rhabarber (Rheum Palmatum), Gichtleidende sollten keine der Rhabarber-Arten zu sich nehmen

Nur in kleinen Mengen bei Gicht zu sich nehmen:

15.
Pilze, Spinat, Schwarzwurzeln

16
Bananen, Trockenfrüchte, Nüsse,

17.
Mageres gedünstetes Putenfleisch

18.
Fischfilet, Meeresfrüchte

19.
Kaffee, Kakao, Schwarzer Tee

Lang andauernde Gicht verbunden mit fortgesetzter Fehlernährung führen zur Arteriosklerose.

6. Nachwort

Beachte:
Gelenkentzündungen können auch bakterieller Art sein. Keime nach Operationen oder über die Blutbahn, wie bei TBC und Gonorrhoe infizieren das Gelenk (dagegen wirken Antibiotika bzw. entsprechend wirkende Kräuter).

Die hier gegebenen Hinweise sollten Sie entsprechend Ihren Vorstellungen und Möglichkeiten in Abstimmung mit Ihrem Arzt bzw. Heilpraktiker nutzen.
Beispiele:
Kortison als entzündungshemmendes Medikament kann ganz oder teilweise, besonders bei sehr lang andauernden Gaben durch entsprechend wirkende Kräuter substituiert werden.

Spezielle hier aufgeführte Tees, Salate, Anwendungen unterstützen eine Linderung der Beschwerden und u.U. auch die Heilung. Wegen der eingangs erwähnten Vielfalt der Arten der rheumatischen Erkrankungen ist und bleibt die Beseitigung der Ursachen und nicht die alleinige Milderung momentaner Beschwerden das Kernstück einer Behandlung. Die Ursachenermittlung sollte durch Fachleute (Ärzte, Heilpraktiker) erfolgen.

Aufgesetzt auf eine klare ärztliche Diagnose und möglichst abgestimmt mit dem Arzt sollte eine auf Ihre spezifische Ausprägung der rheumatischen Erkrankung zutreffende Auswahl der hier aufgeführten Mittel getroffen werden.

www.ingramcontent.com/pod-product-compliance
Lightning Source LLC
Chambersburg PA
CBHW020709180526
45163CB00008B/3000